内蒙古农业大学双一流建设基金（RK2300003397）
内蒙古工业大学自然科学基金（BS201909）
内蒙古自治区直属高校基本科研业务费（JY20220177）
内蒙古自治区自然科学基金（RZ2400001737）
内蒙古自治区自然科学基金（2023MS02005）

# 功能金属有机框架与生物应用

高雪川　崔瑞雪 / 著

Functional Metal-organic Frameworks and
Biological Applications

化学工业出版社
·北京·

## 内 容 简 介

本书主要介绍功能金属有机框架（MOFs）复合材料的制备和在生物医药上的应用。利用不同的 MOFs 作为药物载体，后修饰靶向试剂叶酸和荧光试剂5-羧基荧光素后构建了多个可靶向识别癌细胞、荧光成像和药物递送的多功能 MOFs，并利用 Fe-MOFs、Gd-MOFs 作为药物载体和核磁共振成像试剂，得到了多个可靶向识别癌细胞、核磁共振-荧光成像和药物递送的多功能 MOFs，设计合成了刺激-响应药物释放体系和光动力治疗体系，对 MOFs 基生物小分子荧光探针进行了分析研究。

本书可供从事功能金属有机框架材料相关研究的科研人员和材料学科相关专业的师生参考。

图书在版编目（CIP）数据

功能金属有机框架与生物应用 / 高雪川，崔瑞雪著.
北京：化学工业出版社，2024. 10. -- ISBN 978-7-122-46239-8

Ⅰ. R318

中国国家版本馆 CIP 数据核字第 2024MR5920 号

责任编辑：彭爱铭
责任校对：田睿涵    装帧设计：刘丽华

出版发行：化学工业出版社
　　　　（北京市东城区青年湖南街 13 号　邮政编码 100011）
印　　装：北京天宇星印刷厂
710mm×1000mm　1/16　印张 10¾　彩插 1　字数 200 千字
2025 年 1 月北京第 1 版第 1 次印刷

购书咨询：010-64518888　　售后服务：010-64518899
网　　址：http://www.cip.com.cn
凡购买本书，如有缺损质量问题，本社销售中心负责调换。

定　　价：88.00 元

随着科学技术的不断发展和人们对新材料需求的增加，具有特定功能或性能的功能材料的研究和应用正处于一个蓬勃发展的阶段。功能材料是先进材料领域的核心，也是国民经济、社会发展和国防建设的基础和先导，根据功能材料的基体材料可主要分为功能金属材料、功能高分子材料、功能无机非金属材料、功能金属有机框架（MOFs）材料等，其中关于功能金属有机框架材料的研究较为活跃，各类新技术、新材料和新专利层出不穷，充满了机遇和挑战。

功能金属有机框架材料是近二十年以来发展迅速的一类配位聚合物，具有三维孔结构，一般以金属离子为连接点，有机配体为支撑构成空间三维延伸，是继沸石和碳纳米管后的又一类重要的新型多孔材料。目前，金属有机框架材料已经成为无机化学、有机化学和材料化学等多个化学分支的重要研究方向。金属有机框架材料兼具无机材料的刚性和有机材料的柔性特征，具有可定制性、结构多样性、孔径可调、比表面积大、生物可降解等优势，且可以通过后修饰等策略对原始金属有机框架材料进行功能化，因此功能金属有机框架材料在催化、储能、传感、生物医药等领域具有广阔的应用前景。生物医药行业是关系国计民生、国家安全的战略性新兴行业，是健康中国建设的重要基础。生物医药领域兼具民生保障功能与高技术壁垒，围绕人类的整个生命过程，提供药物和医疗器械等支持。功能金属有机框架材料在生物医药领域的应用主要有药物递送、生物成像、生物检测、光动力治疗等。

功能金属有机框架材料得益于其特殊的化学结构，在生物小分子识别领域崭露头角。生物活性小分子在生理过程中发挥着重要的作用。体内某些物质浓度的异常，会引起疾病，影响机体健康。为了保障人们的身体健康，发展方便快捷、灵敏可靠的分析方法用于生物小分子的检测，对于环境监测、食品检测、生理/病理过程的研究具有重要意义。

恶性肿瘤是世界范围内的重大公共卫生问题，目前临床上常用的治疗手段包括手术治疗、放射疗法、化学药物治疗、激素治疗、靶向生物治疗等。尽管手术、放疗和化疗等传统治疗方法在技术上不断进步，但普遍存在难以完全清除癌细胞，对正常组织和器官的毒副作用大，易引起生理功能障碍等问题，导致患者生活质量下降，预后状况差。有效、精确的生物成像技术可以对生物体形态和结构进行观察表征，并且动态、相对定量地衡量组织或者器官在生理或者病理情况下的变化，对于疾病诊断、术中指导和术后评估，特别是癌症的诊断和精准治疗，占有至关重要的地位。近年来，基于功能金属有机框架材料的光动力治疗和协同治疗等新兴的治疗手段在飞速发展，同时功能金属有机框架材料作为成像探针也在显著提高治疗和诊断的准确性，靶向治疗和精准医疗逐渐成为研究的热点。

本书从配位聚合物材料基本理论出发，以功能金属有机框架材料为主线，全面系统地介绍了功能金属有机框架材料的设计思路和制备方法，研究了多种功能金属有机框架材料在生物小分子识别、生物成像、癌症治疗方面的性能和应用，为功能金属有机框架材料的设计开发、生产研究提供实验基础。

本书内容分为 5 章。第 1 章对金属有机框架材料的晶体结构、合成方法以及在生物医药领域的研究现状进行了简单介绍。第 2 章对具有荧光成像能力的 MOFs 基靶向药物递送载体进行分析研究，第 3 章对具有磁共振/荧光双模态成像的 MOFs 基药物递送载体进行分析研究，第 4 章对具有 pH 响应机制、光动力治疗、协同治疗能力的 MOFs 基药物递送载体进行分析研究。第 5 章对 MOFs 基生物小分子荧光探针进行分析研究。本书较全面地涵盖了功能金属有机框架材料的结构设计和生物应用，从构效关系出发研究了材料的性能，尽可能反映金属有机框架材料在生物医药领域的新技术、新理论、新知识，突出先进性。

本书在编写和出版过程中，得到各位同行和学校各级领导的大力支持，还得到内蒙古农业大学双一流建设基金（RK2300003397）、内蒙古工业大学自然科学基金（BS201909）、内蒙古自治区直属高校基本科研业务费（JY20220177）的资助，在此一并感谢。

限于编者的水平，书中难免存在不足之处，恳请读者和同行专家批评指正。

作者
2024 年 5 月

# 目录

第 1 章　金属-有机框架（MOFs）材料概述 / 1

# 第 1 章

# 金属-有机框架（MOFs）材料概述

金属-有机框架（MOFs）材料，是一类新兴的由金属离子或团簇与有机桥连配体自组装而成的多孔固体材料[1-5]。由于金属离子种类多样、配体种类丰富、金属离子和配体的配位模式多样，MOFs 具有很多不同于无机纳米粒子的特殊性质。例如：稳定性高、比表面积大、组成可调、结构可控、功能多样和生物相容性好等。这些优异的性质使 MOFs 在气体储存、化学分离、催化转化、磁性、传感和锂离子储存等方面具有潜在的应用价值[6-10]。此外，MOFs 最显著的一个特点是可调节的孔径大小，MOFs 大小可调的孔径可用于负载各种客体分子，使得其在药物递送方面的应用得到了科研工作者的广泛关注[11-15]。本章主要介绍了 MOFs 作为药物载体的优势及研究进展。

## 1.1 MOFs 的合成及结构特点

### 1.1.1 MOFs 单晶的合成

MOFs 作为新型有机-无机杂化多孔材料具有重要应用价值。MOFs 单晶合成方式多样，主要有溶剂挥发法、H 管扩散法、溶剂热法、凝胶扩散法和蒸气扩散法等[16]。溶剂挥发法主要是通过溶剂挥发，增加反应溶液的饱和度，使 MOFs 以单晶形式从溶液中结晶出来，是合成 MOFs 单晶最常用的方法。H 管扩散法是指将配体溶液和金属离子溶液分别置于 H 管的左右壁中，配体溶液和金属离子溶液通过扩散在 H 管的横梁处得到单晶的方法。该方法主要适用于配体溶液和金属离子溶液混合时易形成沉淀的反应体系。溶剂热法是指将配体溶液和金属离子溶液一起置于密闭的反应容器中，在一定的温度和压力下，进行反应生成 MOFs 单晶的方法。该方法适用于反应试剂在常温常压下难溶的反应体系。凝胶扩散法是指在 U 形管的底部加入适量的凝胶，在 U 形管两侧分别加入一定量的配体溶液和金属离子溶液，配体溶液和金属离子溶液在凝胶层的扩散并反应得到 MOFs 单晶的方法。该方法主要适用于水体系中配体和金属离子易形成沉淀的反应。蒸气扩散法是指将反应试剂溶于溶解度较大的溶剂 A 中形成溶液，然后将另一种溶剂 B 慢慢扩散进入上述溶液生成 MOFs 单晶的方法。要注意的是，在该反应中反应试剂在溶剂 A 中的溶解度需大于在溶剂 B 中的溶解度，且溶剂 B 的饱和蒸气压大于溶剂 A 的饱和蒸气压。

## 1.1.2　MOFs 纳米粒子的合成

MOFs 单晶粒径较大，很大程度上限制了 MOFs 的实际应用，尤其是在生物方面的应用。近几十年，科研工作者致力于 MOFs 纳米粒子的合成且取得了一定的进展。目前，MOFs 纳米粒子合成方式主要有溶剂热法、微乳液法、超声辅助合成法、机械化学法和微波合成法等[17,18]。溶剂热法合成过程相对简单，是合成 MOFs 纳米粒子常用的方法。在溶剂热合成过程中，主要通过调整反应时间、反应温度、体系压力、反应物浓度和体系 pH 值等条件获得不同尺寸的 MOFs 纳米粒子。微乳液法是获得单分散 MOFs 纳米粒子的典型方法。首先在乳化剂或表面活性剂存在下在两种不可混溶的液体中形成乳液，反应物在这些微乳液中成核、聚集生长从而将生成的 MOFs 限制在纳米尺度，得到 MOFs 纳米粒子。超声辅助合成法是利用超声波的特殊能量输入加快 MOFs 成核速度，提高晶体生成速度和生成的 MOFs 纳米粒子的分散性。通过控制反应过程中的超声强度和超声时间从而控制 MOFs 粒子的粒径和形貌。机械化学法主要是在球磨过程中，通过固固反应生成的 MOFs 纳米粒子，实验操作简单，通过控制反应过程中的球磨强度和球磨时间可以控制 MOFs 粒子的粒径和形貌。微波合成法是利用微波加热速度快和加热均匀的优势，使 MOFs 纳米粒子快速均匀地合成，提高了 MOFs 纳米粒子的分散性和粒径均一性，该合成方法简单、快速、高效、绿色。

## 1.1.3　MOFs 的结构特点

MOFs 是通过金属节点和有机连接体组装而成的有机-无机杂化多孔材料，其兼具无机固体多孔材料和有机固体多孔材料的结构和性能优点[19-25]。图 1-1 是几种 MOFs 的结构示意图。MOFs 主要具有以下四个结构特点：①固有的多孔结构和高的表面积，MOFs 是一种新型的多孔材料，其具有规整的孔道结构。MOFs 的孔道是在金属离子和有机配体自组装过程中形成。因此，通过选择不同结构的配体，可控制金属离子和配体的配位模式得到特定大小和形状的孔道。这种特殊的性质是其他固体多孔材料所不能及的。②结构和功能的多样性，不同的金属具有不同的配位模式和性质，不同的配体具有不同的结构和性能。不同的合成反应条件得到的 MOFs 其结构和性质也不同。因此，与其他常见的多孔材料相比，MOFs 具有结构和功能的多样性。③生物可降解性。MOFs 是由金属离子和有机配体通过配位键连接而成，部分 MOFs 在形成过程中会有氢键和π键的参与。由于竞争配位作用，多数 MOFs 在酸性和碱性条件下不稳定，结构容易坍塌，因此具有生物可降解性。④配位不饱和性，具有酸性位点。在 MOFs 形成过程中，金属离子可能与一些溶剂小分子配位以满足配位饱和的要求。而当已合成的 MOFs 在加热后，这些溶剂小分子可能从骨架中排出，金属离子则变为配位不饱和，具有酸性位点，可结合其他功能性小分子。

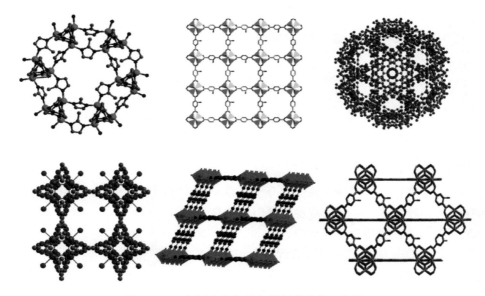

图 1-1　几种金属-有机框架材料的结构示意图

## 1.2　MOFs 作为药物载体的研究进展

### 1.2.1　MOFs 的药物负载方式

基于以上这些特殊的性质，MOFs 是一种理想的药物载体。与其他多孔药物载体相比，MOFs 作为药物载体具有以下优势：①可以通过设计调节孔径大小和金属配位饱和度，从而适应各种药物分子的负载；②在生物体内可降解，生物相容性好，毒副作用小；③选择合适的金属离子和配体可以得到具有特定功能的MOFs，为多功能药物载体的合成提供了基础[26-30]。

目前，MOFs 的药物负载方式主要分为三种：①药物分子或生物活性分子以非共价键形式负载于 MOFs 的孔道或空腔中；②药物分子或生物活性分子以共价键形式与 MOFs 发生作用，从而负载于 MOFs 的孔道、空腔或表面；③药物分子或生物活性分子本身作为金属节点或配体，参与 MOFs 的合成，以骨架材料的形式载入 MOFs 中。MOFs 的药物负载方式如图 1-2 所示。

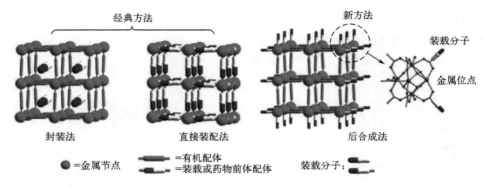

图 1-2　金属-有机框架材料的药物负载方式

## 1.2.2　MOFs 的药物释放行为

MOFs 可以负载多种生物活性分子，是一种理想的药物载体。其药物释放行为主要有两种方式：一是由浓度差异引起的自发扩散释放行为；二是在外部条件刺激下引起的智能药物释放行为。

### 1.2.2.1　MOFs 的自发药物释放行为

MOFs 材料出现于 20 世纪 90 年代初期。1999 年，Yaghi 课题组以二甲基甲酰胺（DMF）为反应溶剂，由 $Zn^{2+}$ 和对苯二甲酸自组装得到了 MOF-5[31]。MOF-5 的出现具有里程碑意义，自此之后，科研工作者在 MOFs 的设计、合成和性能研究等方面取得了较大的进展。在经过长期的探索和发展后，在 2006 年 MOFs 首次应用于药物负载和递送。Férey 等探索了 MIL-100（Cr）和 MIL-101（Cr）对小分子药物布洛芬（IBU）的负载和释放能力[32]，证实了 MOFs 具有作为药物载体的潜力。研究发现，MIL-100 和 MIL-101 对 IBU 小分子的载药量分别高达是 25.8% 和 58%，且药物释放时间长，在 MIL-100 中和 MIL-101 中释放完全分别需要 3 天和 6 天，以上结果表明 MIL-100 和 MIL-101 具有理想的药物缓释能力。由于 Cr 具有一定的生物毒性。因此，在 2008 年 Férey 等进一步探索了柔性骨架 MIL-53（Fe）的药物负载和释放性能[33]。结果表明 MIL-53 材料对

IBU 的载药量是 0.22 g/g，同时 IBU 在 MIL-53（Fe）中释放完全需要 21 天，其释放时间远远超过常用的介孔二氧化硅（MCM-41）材料。换而言之以 MIL-53（Fe）负载 IBU，可长时间保持血液中的 IBU 药物分子浓度，从而提高治疗效果。此后，大量具有优异药物存储和释放能力的 MOFs 被报导，见表 1-1[32-50]。随着研究的深入，科研工作者利用 MOFs 同时负载和输运多种生物活性分子，以获得协同治疗疾病的目的。例如，Lin 等合成了 Zr-MOFs（UiO）纳米粒子，该 MOFs 纳米粒子不仅可以在孔道中负载抗癌前药四价铂（Cis），而且可以在其表面嫁接可提高抗癌药敏感性的 siRNA，由于协同治疗作用，该药物载体显示出了明显的抑癌效果。此外，Barea 等合成了系列 MOFs 材料（Zn-$H_2$BDP-X），同时负载钌基抗癌药（RAPTA-C）和米托蒽醌，探索了 MOFs 骨架基团对药物负载和释放的行为的影响[50]。

⊡ **表 1-1**　MOFs 作为药物载体

| MOFs 材料 | 药物 | 负载率/% | 参考文献 |
| --- | --- | --- | --- |
| MIL-100（Cr） | 布洛芬 | 25.8 | 32 |
| MIL-101（Cr） | 布洛芬 | 58 | 32 |
| MIL-53（Fe） | 布洛芬 | 17.4 | 33 |
| MIL-101（Fe)-NH$_2$ | 犬瘟热病毒 | 42 | 34 |
| MIL-100（Fe） | 叠氮胸苷三磷酸盐 | 21 | 34 |
| | 犬瘟热病毒 | 29 | 34 |
| | 阿霉素 | 9 | 35 |
| | 咖啡因 | 42 | 36 |
| MIL-101（Fe） | 顺铂 | 12.8 | 37 |
| Zn-TATAT | 5-氟尿嘧啶 | 33.3 | 38 |
| Zn-CDDB | 5-氟尿嘧啶 | 53.3 | 39 |
| MOF-74（Fe） | 布洛芬 | 15.9 | 40 |
| ZIF-8 | 5-氟尿嘧啶 | 39.8 | 41 |
| | 阿霉素 | 4.67 | 42 |
| | 咖啡因 | 28 | 43 |
| | 喜树碱 | 2 | 44 |
| | 多肽类抗肿瘤药物 | 8 | 45 |
| UiO（Hf） | 普鲁卡因胺 | 77 | 46 |
| UiO-66-N$_3$ | DNA | — | 47 |
| Bio-MOF-1（Zn） | 盐酸依替福林 | 18 | 48 |
| UiO（Zr） | 四价铂前药、siRNA | 12.3、— | 49 |
| Zn-$H_2$BDP-X | 米托蒽醌、钌基抗癌药 | — | 50 |

### 1.2.2.2 MOFs 的刺激-响应药物释放行为

当药物小分子载于药物载体后，可延长其在生物体内的作用时间，降低耐药性，提高治疗效率。然而当药物进入生物体内，需要随血液循环一段时间后才可到达病变组织。而在循环过程中，由于已有部分药物分子释放进入血液中，对其他组织产生损害，随之降低了病变组织的血药浓度。于是，科研工作者将目光转向寻求一种只在病变组织部位释放药物，而在其他组织和血液中并不释放药物的载体材料。利用病变组织和正常组织周围环境的不同，多种刺激-响应型 MOFs 药物载体应运而生。

（1）pH-响应型 MOFs 药物载体

大多数肿瘤组织呈酸性，pH 值为 5.5～6.5，而正常组织的 pH 值为 7.4。故酸响应的药物载体可以在癌组织周围特异性释放药物。MOFs 由于其结构特点，多数 MOFs 在酸性条件下不稳定，结构容易坍塌。因此，以 MOFs 为药物载体构建 pH 响应药物释放体系具有明显的优势，得到了广泛的关注。例如 2013 年，Huang 等利用 Fe-MOFs 作为药物载体负载抗癌药物阿霉素（DOX），由于其配位键对酸敏感，所以在酸性条件下其结构容易坍塌从而释放出 DOX，为了避免药物的过快释放，遂在 Fe-MOFs 的外层包覆了一层 $SiO_2$，包覆后，其药物释放过程变缓，该药物载体表现出平稳的 pH 响应药物释放行为[51]。2016 年，Zheng 等利用一锅法将抗癌药物阿霉素 DOX 包载在具有酸降解性的 ZIF-8 中，构建了 pH 响应的纳米载药体系[52]，其载药量高达 20%。该体系在 pH ≤ 6 的情况下，结构坍塌，呈现出良好的缓释行为。而当 pH＞6 时，药物基本不释放。该体系具有释放过程可控、合成方法简单等优点，有望用于体内药物运输。DNA 在酸性或特定离子存在下，可由螺旋状变为直连状。利用这一特性，Willner 等合成了 DNA 功能化的 MOFs，该多功能 MOFs 在 pH 5.5 时，释放药物，在 pH 7.4 时，不释放药物，具有理想的 pH 响应药物释放行为，降低了生物毒性，提高了治疗效果[53]。

（2）离子-响应型 MOFs 药物载体

利用病变组织和正常组织周围特定离子浓度不同的特点，设计构建离子-响应型 MOFs 药物载体，得到特异性释放药物的药物载体。例如，2009 年，An 等利用 $Zn_4O$ 金属簇作为配位中心，腺嘌呤作为有机配体，自组装构筑了阳离子响应型 bio-MOFs 药物载体用于普鲁卡因胺的控制释放[54]。Yang 等人合成了阳离子 MOF-74-Fe，可用于阴离子药物布洛芬的负载，其负载率高达 15.9%[55]。在磷酸缓冲溶液（PBS）中，通过离子交换以及竞争吸附作用，可以有效地将药物布洛芬释放出来，其药物释放平缓，无突然释放的现象。2017 年 Willner 等合成了 DNA 功能化的 MOFs，该多功能 MOFs 在 18-冠醚-6 存在时，DNA 由螺旋状变为直连状，裸露出 MOFs 孔道，从而释放药物。而当环境中有 $K^+$ 时，$K^+$ 与

18-冠醚-6 发生络合作用，削弱了 18-冠醚-6 与 DNA 的作用，DNA 重新变为螺旋状，封堵 MOFs 孔道，阻止药物释放[53]。因此，可以通过构建离子响应型药物释放体系调控其药物释放性能。

（3）温度-响应型 MOFs 药物载体

众所周知，人体内和体外的温度不同，因此，温度响应型药物释放体系可以实现药物在体内释放而在体外不释放的目的，从而减少了药物存储过程中的损失。Sada 等采用后修饰的方式将温敏性材料聚 N-异丙基丙烯酰胺（PNIPAM）嫁接于稳定的 UiO-66-NH$_2$ 表面，得到了温度响应的药物释放体系。该载药体系在 25℃时 PNIPAM 伸展，药物从 UiO-66-NH$_2$ 的孔洞中释放出来，而当温度为 40℃ 时 PNIPAM 收缩，UiO-66-NH$_2$ 的孔洞被封堵，药物不能释放[56]。Yang 等构建了季铵盐后修饰的 UiO-66-NH-Q，同时利用羧基柱（5）芳烃（CP-5）和季铵盐的主客体作用将抗癌药物 5-氟尿嘧啶（5-FU）封装于 UiO-66-NH-Q 的孔道中。在热作用下，羧基柱（5）芳烃（CP-5）和季铵盐的主客体作用减弱，释放出 5-FU[57]。

（4）其他-响应型 MOFs 药物载体

Willner 等人利用聚 N-异丙基丙烯酰胺/DNA（PNIPAM/DNA）水凝胶在三磷酸腺苷（ATP）存在时会分解的特性合成了 MOF@PNIPAM/DNA 复合物，并负载了抗癌药物阿霉素（DOX）。当 ATP 存在时，PNIPAM/DNA 骨架中的核酸双链体会分离，形成 ATP-核酸适体，从而使得 PNIPAM/DNA 水凝胶分解，释放出抗癌药 DOX[58]。

此外，Wang 等通过主客体相互作用将 β-环糊精覆盖于 UiO-68-azo 表面，成功地封堵了 UiO-68-azo 的孔道，药物不被释放。当紫外光照射时，破坏了 β-环糊精与 UiO-68-azo 的主客体作用，药物释放出来，从而得到了基于 MOFs 的光响应药物释放体系[59]。Qian 等人构筑了 ZJU-800（Zr）材料，将氟引入其配体中，增强了 ZJU-800（Zr）的极性，增加了 ZJU-800（Zr）与客体分子药物的相互作用，很大程度上提高了药物负载率（58.8%）。且随着压力的增大，ZJU-800（Zr）与药物分子作用增强，药物释放变缓，ZJU-800（Zr）表现出了明显的压力控制药物释放行为[60]。

（5）多重响应型 MOFs 药物载体

由于人体环境复杂，单重刺激响应的药物释放体系不能很好地将药物递送到目标位置，因此制备多重响应的药物释放体系成为了科研工作者研究的热点。Yang 等设计合成了季铵盐后修饰的 UiO-66，同时利用羧基柱（5）芳烃（CP-5）和季铵盐的主客体作用将抗癌药物 5-氟尿嘧啶封装于 UiO-66-NH$_2$ 的孔道中。在 Ca$^{2+}$ 的竞争配位作用、热作用和酸作用下，均可减弱羧基柱（5）芳烃（CP-5）和季铵盐的主客体作用，释放出 5-FU，成功地构建了三重响应的药物释放体系[61]。Zhang 等构筑了 MIL-101-N₃，负载抗癌药物阿霉素（DOX）后，利用环加成反应将环糊精衍生物（β-CD-SS），嫁接于 MIL-101-N₃ 表面，随后通过金刚烷胺分子和 β-CD 的主客体作用将金刚烷胺和靶向分子修饰的聚乙二醇复合物（PEG-RGD，RGD 是一种含精氨酸-甘氨酸-天冬氨酸的短肽）包覆于 MIL-101 表面[62]。由于 PEG 和 RGD 之间存在对酸敏感的苯亚胺键，在肿瘤周围酸性条件下，苯亚胺键断裂，暴露出靶向试剂 $\alpha_v\beta_3$ 整合素靶向肽靶向癌细胞，提高了 PEG-RGD-β-CD-SS-MIL-101 在癌细胞内的累积量，而癌细胞内存在过量的还原剂谷胱甘肽，破坏了 β-CD-SS 和 MIL-101 之间的二硫键，暴露出了 MIL-101 的孔道进而释放出了 DOX。实验结果表明通过智能控释，PEG-RGD-β-CD-SS-MIL-101 显示出了明显的抑癌效果和可以忽略的生物毒性。

## 1.3　MOFs 作为成像试剂的研究进展

生物成像是利用成像手段显示细胞和组织的状态，对活体的状态进行定性和定量研究，其具有可视化、灵敏度高和准确性高等优点，有利于疾病的早期诊断和实时监测。MOFs 由于其特殊的结构可以负载或嫁接荧光试剂用于荧光成像，此外其结构中固有的金属节点（顺磁性金属离子）为核磁共振成像提供了可能。因此，MOFs 在生物成像方面的应用得到了科研工作者的广泛关注。

### 1.3.1　MOFs 基荧光成像试剂

MOFs 由于其发光效率较低，很少单独作为荧光试剂用于生物成像。MOFs 主要作为载体通过负载或嫁接成像试剂用于荧光成像。例如，Lin 等设计构筑了荧光试剂（RGDfK）后修饰的 Tb-MOFs，用于四价铂前药（DSCP）的负载和生物荧光成像，功能化后的 MOFs 具有优异的荧光成像效果[63]。Wang 等利用一步法将碳量子点封装于 ZIF-8 骨架内用于生物成像，提高了碳量子点的成像稳定性，从而呈现了优异的细胞成像效果[64]。

### 1.3.2　MOFs 基核磁共振成像试剂

MOFs 是由金属离子和有机配体自组装而成的有机-无机杂化材料。其金属离子具有多样性，如含 Gd（Ⅲ）、Fe（Ⅲ）等顺磁金属离子的 MOFs 可作为核磁共振成像试剂并得到了广泛的研究。例如，Boyes 等人在表面活性剂的辅助作用下，合成了不同粒径的 Gd-MOFs 用于磁共振成像，且 Gd-MOFs 的弛豫效率随着粒径的增大而减小[65]。此外，Horcajada 等合成了粒径可控的 MIL-88A（Fe），由于 Fe（Ⅲ）的存在，MIL-88A（Fe）显示了理想的活体核磁共振成像能力[66]。

### 1.3.3 MOFs 基荧光-核磁共振双模成像试剂

光学成像具有成像灵敏度高和直观等优点,但是其背景噪声较大且分辨率不高。相较而言,核磁共振成像具有高的分辨率,然而其灵敏度较差。因此,近几年,科研工作者致力于开发可荧光/核磁共振双模成像的生物成像试剂,提高成像准确度。MOFs 由于其结构的特殊性,可同时将顺磁性配合物和有机荧光团引入一个 MOFs 孔道中。因此,通过设计易于得到集磁性、荧光于一体的多功能 MOFs。Chen 等通过利用普鲁士蓝(PB)作为荧光试剂、MIL-100(Fe)作为磁共振成像试剂,设计构建了可荧光/磁共振双模成像的 PB@MIL-100(Fe)核壳结构,负载抗癌药物后,该多功能 MOFs 呈现了理想的核磁共振-荧光成像能力和抑癌效果[67]。Tang 等以转换纳米粒子 $NaYF_4$:Yb,Er(UCNP)为荧光成像试剂,Fe-MIL-101-$NH_2$ 为核磁共振成像试剂,合成了 UCNP@Fe-MIL-101-$NH_2$ 核壳结构用于荧光/核磁共振双模成像,正如所料,UCNP@Fe-MIL-101-$NH_2$ 集合了荧光成像和核磁共振成像的优点,提高了成像灵敏度和准确度[68]。

## 1.4 MOFs 在光动力治疗和化学动力学治疗中的应用

恶性肿瘤是世界范围内的重大公共卫生问题[69]。根据世界卫生组织的统计结果,癌症是全球第二大致死原因,实现安全、高效的癌症治疗是医学相关工作者们和药学相关工作者们急需完成的艰巨使命。

目前临床上常用的治疗手段包括手术治疗、放射疗法、全身治疗(化学药物治疗、激素治疗、靶向生物治疗)[70,71]。然而手术疗法对人体创伤较大,且难以完全清除癌细胞,容易引起癌症转移,癌症转移是癌症死亡的主要原因。放射疗法对正常组织和器官的毒副作用过大,容易引起生理功能障碍,导致患者生活质量下降。化学治疗针对肿瘤细胞快速增殖的特点,利用多种机制抑制癌细胞增殖、诱导癌细胞凋亡从而起到癌症治疗的效果。迄今为止,化学治疗已经成为最重要的抗肿瘤治疗方法之一,投入临床的化疗药物有 50 余种。除此之外,一些新兴的癌症治疗方法也在飞速发展,包括:化学动力治疗(chemo-dynamic therapy,CDT)[72]、光动力治疗(photodynamic therapy,PDT)[73]以及协同治疗(synergistic therapy)[74]。

### 1.4.1 光动力治疗

光动力治疗是一种典型的非侵入性癌症治疗方法,针对食道癌、皮肤癌和非小细胞肺癌的治疗已经在临床取得突出成效[75]。其作用机理是利用特定波长的光激发光敏剂（photosentizers，PS），产生具有高细胞毒性的活性氧（ROS）诱导癌细胞凋亡。光动力治疗的三大要素为光、光敏剂和活性氧[76,77]。活性氧的生成机制主要分为Ⅰ型和Ⅱ型，Ⅰ型是指光敏剂与周围生物分子发生质子或者电子转移产生超氧自由基（$\cdot O_2^-$）、羟基自由基（$\cdot OH$）和过氧化氢（$H_2O_2$）；Ⅱ型是指光敏剂将能量直接传递给 $O_2$ 分子，产生单线态氧（$^1O_2$）。两种活性氧生成机制可以共存，共同抑制癌细胞生长，诱导癌细胞凋亡[78]。与传统的癌症治疗方法相比，光动力治疗具有诸多优点，包括高时空选择性、无耐药性和治疗更为彻底等。

光动力治疗的临床应用常因光敏剂不溶于水、团聚、靶向性差而受到制约[79]。多数光敏剂是含有 $\pi$-$\pi$ 共轭体系的有机分子，具有疏水性，限制了其化学应用。正由于高疏水性，光敏剂易在血液中发生团聚，失去光活性。而且光敏剂的分布具有非特异性，这会导致患病部位的有效剂量不足以及对正常组织的毒副作用过大。得益于化学组成可调、孔结构规则可调、生物可降解等特性，MOFs 作为光敏剂载体具有以下优势[80,81]：①改善光敏剂的溶解度，提高化学应用性；②将光敏剂分隔于晶格和孔道中，避免聚集引起的失活；③通过 MOFs 的表面修饰、包覆等手段，提高光敏剂的靶向性，降低毒副作用。基于 MOFs 的光动力治疗体系主要分为两类：①以光敏剂为有机配体构筑光敏性 MOFs；②MOFs 作为载体负载光敏剂。

将光敏剂作为有机配体与金属位点自组装构筑光敏性 MOFs 用于光动力治疗有很多优势，该方法合成步骤较少、方法简单，可以延长光敏剂的循环时间，还可以通过表面后修饰等手段有效提高光敏剂于肿瘤位置的富集，从而提高治疗效率[82,83]。肿瘤微环境中存在过量具有抗氧化能力的谷胱甘肽（GSH），其可以消耗活性氧，抵制活性氧带来的伤害，削弱疗效，因此在光动力治疗过程中消耗 GSH 可以增强治疗效果。基于此，Nie 课题组利用光敏性 Zr-MOF（PCN-224）负载抗血管生成药物 Apatinib，并在表面包覆一层 $MnO_2$ 和癌细胞膜合成了一种既能产生活性氧又能消耗 GSH 的多功能纳米光动力治疗体系 aMMTm[84]。在 aMMTm 特异性靶向进入癌细胞后，Zr-MOF（PCN-224）在光照下产生 ROS 诱导癌细胞凋亡，同时 $MnO_2$ 作为还原性清除剂与 GSH 反应降低 GSH 浓度增强光动力治疗疗效，反应产物 $Mn^{2+}$ 还可作为磁共振成像（MRI）造影剂用于体内肿瘤成像。

2019 年，Zhang 等人以卟啉 MOFs 为基体材料设计并构建了 GSH 响应的光动力治疗体系 Mn（Ⅲ）-TCPP（4-羧基卟啉）MOFs，通过可控 ROS 生成和 GSH 消耗实现双模态诊疗的目的[85]。在该体系中，Mn（Ⅲ）不仅可以猝灭基于 TCPP 的荧光，还抑制了活性氧物质的产生，使 Mn（Ⅲ）-TCPP MOFs 成为一种"惰性"的光动力治疗体系。Mn（Ⅲ）-TCPP MOFs 与细胞内 GSH 反应生成谷胱甘肽二硫（GSSG），且 MOFs 结构被破坏释放 Mn（Ⅱ）和 TCPP 分子。随后，基于 Mn（Ⅱ）的磁共振成像（MRI）和基于 TCPP 的荧光成像（FOI）被激活。同时，基于 TCPP 在光的照射下产生 ROS 诱导癌细胞凋亡。

作为光敏剂载体，MOFs 通过原位掺杂、后合成修饰等方式将光敏剂负载在其孔道/空腔内或者修饰在框架结构上[86,87]。2020 年，Zhao 等以 Mn-MOFs 为光敏剂载体构筑光动力治疗体系[88]。首先将单原子 Ru 加入 $Mn_3[Co(CN)_6]_2$ 骨架中，其中 Ru 部分取代 Co 作为内源制氧的单原子催化活性位点。在配位键和其他非共价键的相互作用下，有机配体、金属离子和光敏剂（Ce6）被生物相容性的聚乙烯吡咯烷酮（PVP）包裹起来，得到单原子酶（OxgeMCC-r SAE）。由于 MOFs 结构的多孔性，该体系具有较高的光敏剂 Ce6 负载能力。该纳米酶进入肿瘤细胞后，MOFs 结构中的 6 个不饱和 $Ru-C_6$ 配位位点快速将 $H_2O_2$ 分解，解决肿瘤微环境的乏氧情况。同时光敏剂 Ce6 在光激发下产生活性氧物质诱导细胞凋亡，达到增强光动力治疗的效果。

在避免聚集的同时，MOFs 对光敏剂的大量负载还可提高光敏剂的效率，并且后修饰靶向单元进一步提高光动力治疗效果。Yang 等利用 $Fe^{3+}$ 与近红外发光染料分子 cypate 的羧基相互作用，合成了具有结构缺陷的 Cypate@MIL-53（CMNPs），并在其表面进一步修饰聚乙二醇（PEG）和转铁蛋白（Tf）得到 Cypate@MIL-53/PEG-Tf（CMNP-Tf），以实现多模态成像介导的特异性靶向光热治疗/光动力治疗（PTT/PDT）[89]。在进入癌细胞后，CMNP-Tf 纳米颗粒在近红外（NIR）光照下产生活性氧，有效地诱导癌细胞凋亡，达到了光动力治疗的目的。在该结构构筑过程中，先合成 $Fe^{3+}$ 与光敏剂 cypate 的前驱体解决了光敏剂分子的低效率和低生物利用度的问题。

## 1.4.2  化学动力治疗

作为一种新型癌症治疗方法，化学动力治疗不仅与光动力治疗一样具有无耐药性、毒副作用低和选择性治疗等优点，还无需外部能量刺激，弥补了光动力治疗无法治疗深层肿瘤的不足[90]。化学动力治疗的作用机制与肿瘤微环境紧密相关，即治疗体系在肿瘤微环境内，与 $H_2O_2$ 发生如下芬顿反应或者类芬顿反应产生活性氧，从而抑制癌细胞生长或者诱导癌细胞凋亡[91,92]。

$$Fe^{2+}+H_2O_2 \longrightarrow Fe^{3+}+\cdot OH+OH^-$$
$$Fe^{3+}+H_2O_2 \longrightarrow Fe^{2+}+\cdot OOH+H^+$$

与其他纳米颗粒相比，MOFs 在化学动力治疗的应用中具有显著的优势，包括 MOFs 化学组分可调性、比表面积大、丰富的催化位点和酸性条件下易降解等[93]。然而肿瘤微环境内的内源性 $H_2O_2$ 浓度（$100\ \mu mol/L \sim 1\ mmol/L$）过低，无法产生足够的 ROS 诱导细胞死亡，这极大地限制了化学动力治疗的治疗效率，因此一系列具有自供氧能力的增强型化学动力治疗体系应运而生[94]。根据发生芬顿/类芬顿反应时 $H_2O_2$ 的来源，MOFs 基化学动力治疗体系可以大致分为内源性 $H_2O_2$ 化学动力治疗体系和自供氧的增强型化学动力治疗体系。

以 MOFs 为基体材料的化学动力治疗体系在肿瘤微环境中，直接与肿瘤细胞中高浓度的 $H_2O_2$ 发生芬顿反应，产生具有细胞毒性的活性氧，即内源性 $H_2O_2$ 化学动力治疗体系。Cao 等人利用 $Fe^{3+}$ 和 2-氨基对苯二甲酸合成 $NH_2$-MIL-88B，并采用 MOF-on-MOF 的策略制备核壳结构 DOX@$NH_2$-MIL-88B-On-$NH_2$-MIL-88B（DMM）[95]。在肿瘤微环境的微酸性条件下，DMM 结构被破坏，释放 DOX 的同时还释放结构中的 $Fe^{3+}$。$Fe^{3+}$ 可以与癌细胞中高浓度的 $H_2O_2$ 发生芬顿反应生成具有超高细胞毒性的·OH，显示出潜在的化学动力治疗能力。如图 1.25BC 所示，在 DMM 纳米颗粒的催化下，随着 $H_2O_2$ 浓度的增加、体系 pH 值的降低，羟基自由基的信号强度也逐渐增加，证实 DMM 结构在酸性条件下坍塌释放 $Fe^{3+}$ 参与芬顿反应产生活性氧的能力。

受肿瘤细胞内 $H_2O_2$ 生成与消除平衡的启发，Qu 等人在 ZIF-67 表面修饰小分子抑制剂 3-氨基-1，2，4-三唑（3-AT）并包覆 PEG 制备了一种具有 $H_2O_2$ 稳态干扰能力的化学动力治疗试剂，通过促进 $H_2O_2$ 的产生和抑制 $H_2O_2$ 的消除来提高细胞内的 $H_2O_2$ 浓度，从而增强化学动力治疗效果[96]。该体系可以将 $O_2^{\cdot-}$ 转化为 $H_2O_2$，从而促进 $H_2O_2$ 产生；同时，3-AT 可以抑制过氧化氢酶活性和谷胱甘肽对 $H_2O_2$ 的消耗，从而抑制 $H_2O_2$ 的清除。最终，肿瘤细胞内 $H_2O_2$ 平衡被扰乱，实现了 $H_2O_2$ 在癌细胞中的积累，最终放大基于芬顿反应的化学动力治疗效果。

肿瘤细胞内 $H_2O_2$ 水平不足以支持化学动力治疗的高效运行，尽管研究者们进行了多种尝试，但要在化学动力治疗试剂中引入安全有效的 $H_2O_2$ 前驱体仍然是一个巨大的挑战。2019 年，Lin 等人将 $O_2$ 和光敏剂 Ce6 封装进 Cu/ZIF-8，并在表面包覆嵌段共聚物 F127 构建 $O_2$-Cu/ZIF-8@Ce6/ZIF-8@F127（OCZCF）核壳纳米结构，旨在实现 GSH 消耗和 $O_2$ 增强的光/化学动力协同治疗[97]。OC-ZCF 可在肿瘤弱酸性的 TME 中释放 $O_2$、Ce6 和 $Cu^{2+}$。大量释放的 $O_2$ 将缓解肿瘤缺氧并增强 Ce6 的光生活性氧能力。此外，释放出来的 $Cu^{2+}$ 可以氧化瘤内 GSH，抑制 GSH 对 $H_2O_2$ 的消耗。同时生成的 $Cu^+$ 可以进一步与高浓度的 $H_2O_2$ 反应，发生类芬顿反应生成·OH 和 $O_2$ 用于化学动力治疗。

为增强治疗效果，许多双模化学动力治疗体系被设计研究。2021 年，Jin 课题组在 Cu/ZIF-8 表面修饰化疗前药双硫磷（DSF）并包覆葡萄糖氧化酶（GOD）和二氧化锰（$MnO_2$）纳米壳构筑 Cu/ZIF-8@DSFGOD@$MnO_2$（CZ-DG-M），实现基于化疗和增强化学动力治疗的高效协同治疗[98]。进入肿瘤微环境后，$MnO_2$ 层氧化 GSH 抑制其对肿瘤内 $H_2O_2$ 的消耗，反应中产生的 $O_2$ 在葡萄糖氧化酶 GOD 的存在下将葡萄糖氧化为 $H_2O_2$ 和葡萄糖酸，缓解乏氧情况并增加局部酸性。内层的 Cu/ZIF-8@DSF 在酸性环境下快速降解，释放 $Cu^{2+}$ 和 DSF，从而转化更具生物毒性的二硫代氨基甲酸酯（DTC）与 $Cu^{2+}$ 的配合物 CuET。此外，生成的 $Cu^+$ 可以与得到的 $H_2O_2$ 反应，发生类芬顿反应产生 ·OH 进一步增强化学动力治疗。

### 1.4.3 协同治疗

协同治疗一般是指同时使用两种或两种以上的治疗药物或治疗方式的治疗手段，与单一治疗相比，其治疗效果增强，毒性降低[99,100]。考虑到癌症的发生发展是一个涉及多因素、多步骤的复杂生物学过程，单一治疗的治疗效果远不能令人满意，因此协同治疗是目前临床抗癌治疗的大势所趋。近年来，因其高的药物分子/生物活性分子负载效率和针对肿瘤微环境的响应性降解等有趣的特性，MOFs 作为多功能药物递送平台在生物医学领域崭露头角。特别是，通过有机配体设计、金属离子选择、形貌调控以及表面后修饰等手段，MOFs 可以集多种治疗方式于一体，为高效的癌症治疗提供了巨大的可能性，为强化癌症治疗铺平了道路[101,102]。

Zhang 等在已有研究成果的基础上，将光动力治疗和低温光热治疗联合，设计合成了一种新型多功能的锆铁卟啉基 MOF（Zr-FeP MOF）纳米梭[103]。为了增强 MOF 的靶向性和治疗能力，将热休克蛋白 HSP70 的 siRNA 抑制剂后修饰到 MOF 表面，构建 siRNA/Zr-FeP MOF。基于 MOF 结构中光敏性的卟啉配体，Zr-FeP MOF 纳米梭能够在近红外激光照射下产生包括 ·OH 和 $^1O_2$ 在内的大量活性氧。由于 siRNA 的引入，siRNA/Zr-FeP MOF 纳米梭具有显著的光热效应，光热转换效率高达 33.7%。体内外抑癌实验证实该 MOF 具有超高的肿瘤治疗能力。同时，siRNA/Zr-FeP MOF 纳米梭良好的光热效应和高 Zr 含量使其在体内表现出良好的光热成像（PTI）、计算机断层扫描（CT）和光声成像（PAI）多模态成像能力。

基于化疗的协同治疗一直是研究热点。Shen 和他的同事将铁卟啉 MOF 和氧化石墨烯（GO）复合并负载抗癌药物 DOX，而后在表面包覆一层叶酸功能化的红细胞膜，得到高效纳米治疗体系 FA-EM@GO-MOF/DOX[104]。在表面 FA-EM 的驱动和保护下，该纳米平台可以精确靶向癌细胞、延长血液循环时间而避免被免疫消除。GO 和顺磁 $Fe^{3+}$ 的存在赋予该体系荧光成像和 $T_2$ 加权磁共振成像能力。FA-EM@GO-MOF/DOX 进入癌细胞后，DOX 释放用作化学治疗；在激光（808 nm）照射下，铁卟啉 MOF 作为光敏剂可触发光热治疗和光动力治疗，与化疗一起实现高效的协同治疗。MTT 结果也证实，在激光照射下，浓度为 100 μg/mL 的 FA-EM@GO-MOF/DOX 的抑癌率高达 75%。这种多种治疗方式相结合的高效协同治疗为癌症治疗开辟了一条新的途径。

## 1.5　荧光 MOFs 材料用于荧光传感

荧光传感指的是当被检测物与荧光探针发生作用时，可诱导该探针的物理或化学性能发生改变，从而转化为可检测的光学信号的变化达到检测目的。通常，用于传感的荧光信号变化分为两种，其一是荧光发射峰的移动导致荧光颜色发生变化，其二是荧光强度发生变化，具体表现为荧光猝灭和荧光增强两种。

荧光传感材料通常分为基于有机染料的荧光传感器和基于无机纳米量子点的荧光传感器。而荧光 MOFs 作为有机无机杂化材料，兼具两者的优点，具有优异的发光特性以及良好的热稳定性和化学稳定性。相比一般的无机或有机发光材料，MOFs 材料在荧光传感方面具有诸多优势[105]：

（1）荧光 MOFs 材料具有较大的孔道结构，为客体分子提供了作用空间，通过主客体之间的相互作用进而影响配体和金属离子的能量转移，使得 MOFs 材料荧光发生变化，从而达到特异性检测的目的。

（2）可以通过设计和调控不同的组分单元来构筑具有不同发光功能的 MOFs 材料，使得传感过程更具选择性和灵敏度。

（3）荧光 MOFs 材料其孔道具有可设计性，通过对孔道进行后修饰作用或在有机配体上嫁接特异性官能团，实现对客体分子的特异性检测。

（4）荧光 MOFs 材料中有机配体、金属离子或者孔道中客体分子均可作为 MOFs 材料的发光位点，加之其具有刚性框架结构，从而具有较强的荧光发射。

近年来，荧光 MOFs（LMOFs）在荧光传感领域取得了空前的进展，实现了对金属阳离子、阴离子、溶剂分子、生物小分子、污染物分子及温度、湿度方面的传感。

### 1.5.1　离子检测

2014 年，Hou Lei 课题组[106]通过含氮多羧酸配体同 $Eu^{3+}$ 自组装合成能发出明亮红色特征荧光的 Eu-MOFs，由于该配合物孔道中含有大量未配位的 Lewis 碱性位点，遂利用 Eu-MOFs 作为荧光探针用于检测金属离子。研究表明，当 $Cu^{2+}$ 进入孔道后会与 N 原子发生弱配位作用，进而减弱了配体到 $Eu^{3+}$ 有效的能量转移，导致荧光发生猝灭作用，使得该 Eu-MOFs 可高灵敏度选择性检测 $Cu^{2+}$。

此外，Xu Zhengtao 课题组[107]报道了一个多孔 MOFs（ASMOF-5）材料用于荧光检测贵金属离子 $Pd^{2+}$。ASMOF-5 由金属 $Zn^{2+}$ 和羧酸配体（2,5-二硫代甲氧基对苯二甲酸）组装而成，基于配体苯环的共轭效应，该配合物在紫外灯照射下可发射出明亮的荧光，同时孔道中 Lewis 碱基团 S 原子为金属离子提供了结合位点。当 ASMOF-5 加入不同浓度的 $Pd^{2+}$ 溶液时，该配合物自身的颜色由先前的黄色转变为红褐色，与此同时其荧光强度逐渐减弱，达到双重响应的效果。在相同的实验条件下，其他金属阳离子并没有明显影响该配合物的颜色及荧光。故配合物 ASMOF-5 可作为一个优异的双重响应传感器用于金属离子 $Pd^{2+}$ 的检测。

相较于金属离子，阴离子反应活性不高，且对环境影响较小，故有关阴离子检测的事例鲜于报道。基于此，Gu Wen 课题组[108]在 2013 年首次报道了利用 MOF 材料同时检测生态环境中的三价和六价铬。作者通过水热法合成一种新颖结构的 Zn-MOF，研究发现，该配合物孔道中含有大量未配位的羧基，可以结合 $Cr^{3+}$ 并明显地增强配体到金属离子的能量转移，进而荧光增强达到特异性检测目的，而经过 $CrO_4^-$ 和 $Cr_2O_7^{2-}$ 处理后的 Zn-MOF 发生明显的荧光猝灭现象，可以归因于六价铬离子的紫外吸收光谱恰好覆盖该配合物的荧光发射峰，导致配合物 Zn-MOF 在被激发后无法发射出荧光，达到检测 Cr（Ⅵ）的目的。

由于阴离子较于金属离子活性位点较少，故特异性检测阴离子比较困难。氰化物被认为是自然界中最致命剧毒物质的之一，通常氰化物在人类和其他动物的生理系统中会抑制线粒体呼吸链中的呼吸作用，致使生物体死亡。目前在低浓度下特异性检测氰化物一直是广大科研人员急于攻破的难关。基于上述挑战，Sujit K. Ghosh 等人[109]通过共价后修饰的方式，在 ZIF-90 框架上引入—CHO 并作为阴离子反应位点成功的实现了对氰根离子的检测。该课题组将后修饰醛基的 ZIF-90 浸泡在不同阴离子溶液中，只有 $CN^-$ 可与配合物中醛基发生反应，影响了配体到金属离子的能量传递，从而发生荧光猝灭效应，进而达到高灵敏度检测氰化物的目的，其对水中氰化物的检测限可达 mg/L 级别。这也为之后特异性检测有毒阴离子开辟了新的思路。

## 1.5.2　小分子检测

生活中常见的小分子有溶剂小分子、有机小分子、有毒小分子和生物小分子等，有效地检测这些小分子在日常生活和研究中显得极为重要。Bu Xianhe 等人[110]报道了一种新颖的双螺旋结构 MOF 可在众多溶剂分子中选择性检测酮类溶剂，亦可在水中定性定量检测丙酮的含量。其检测机理可归因于酮类溶剂的紫外吸收峰覆盖了配合物的激发峰，致使该配合物无法完成有效的能量传递，展示出荧光猝灭效应。

同样的光谱重叠机理也可以解释 Zhou Hongcai 课题组[111]报道的两种水稳定性极强的 Zr-MOF（BUT-12 和 BUT-13）均可以对抗生素（NZF 和 NTF）和硝

基类爆炸物（TNP 和 4-NP）进行荧光检测的现象。此外，上述两种配合物具有较大的孔道，可将被检测物吸附进孔道中，同时达到检测和吸附的双重目的。

杀虫剂在农作物生产中被广泛使用，但它们的残留物会对生态安全造成严重损害，并通过食物链富集影响人类健康和生活质量。于是 Tang Benzhong 课题组[112]提供了一种简单方法，合成基于四苯基乙烯的荧光 MOF 材料二吡啶四苯乙烯（BPyTPE），并利用该配合物用于荧光可逆检测杀虫剂。该配合物通过四苯基乙烯类配体同 $Zn^{2+}$ 自组装而成，并展示出卓越的蓝绿色荧光。且该配合物的量子产率可达 99%。当活化后的 BPyTPE 加入杀虫剂 2,6-二氯-4-硝基苯胺溶液中时，配合物激发态电子转移到被检测物中，导致荧光猝灭从而达到检测的目的，检测限可达 0.13 mg/L。

氨基酸作为人体内基本构成单元之一，在生命活动中扮演着极其重要的作用，其含量缺乏或超标均可对人体造成不可逆转的伤害。Jarugu Narasimha Moorthy 课题组[113]报道了首例基于芘-四环酸作为配体的 MOF 材料用于检测对映体氨基酸的事例。作者合成了一例手性荧光 MOF（Zn-PLA，PLA 为聚乳酸），在经过多种对映体氨基酸处理后，只有 L 构型和 D 构型的组氨酸对配合物的荧光有猝灭效应，这也是首例能同时荧光检测两种旋光异构氨基酸的 MOF 材料。

### 1.5.3　温度与湿度传感

温度是表示物体冷热程度的物理量，与人类日常生活息息相关，同时它还是各种工业生产和科学研究领域中不可或缺的重要参数。目前已经发现多种温度传感材料并已广泛应用，但其中大部分材料不能满足复杂条件下的温度传感。基于荧光的温度传感器具有较传统材料更优异的性能，其可以克服机械和电子温度计的一些局限性，并且展示出大面积或流体样品以及快速响应、高空间分辨率、无创性和准确性的相关优点。

M Angeles Monge 等[114]合成一种具有优异发光性能的荧光配合物 RPF17，其后将三种 Ln 金属（Tb、Eu、Gd）离子组装进同一个配合物框架中，利用配体发生的蓝色荧光，金属铽离子的特征绿色荧光和金属铕离子的红色特征荧光组成三原色比率型温度计，并在 77~300 K 之间表现出不同的荧光变化。

湿度是衡量大气中水分含量的物理量，也是衡量环境舒适度的指标，但同时，湿度过高会给精密仪器及配件构造过程中带来危害。此外有机溶剂中水分含量过多也会使得工业生产和化学反应过程中产物不纯[115,116]。为了解决此类问题，福州大学 Chi Yuwu 等[117]利用碳量子点与 Eu-MOF 合成一种双发射荧光探针材料，相较于常见的湿度传感器，荧光 MOFs 材料以灵敏度高、肉眼可见荧光分辨等优势成为最优选择。该材料在有机溶剂中可展示出明亮的红色荧光，但在水中会因水分子 O—H 振动而导致 $Eu^{3+}$ 特征荧光发生猝灭，而由碳量子点发射出蓝色荧光的峰强度增强。基于上述明显的荧光变化趋势，以乙醇为例，随着含水量的增加该荧光探针从红色荧光逐渐变为蓝色荧光。以 420 nm 处的光强度与 623 nm 处的光强度之比（$I_{420}/I_{623}$）随着乙醇中含水量增加而线性增加，减少了环境因素对该传感体系的影响，达到自校正检测的目的，检测限为 0.03%。

## 1.5.4 气体分子传感

目前，高敏感和选择性检测实验室和工业中产生的气态物质已成为目前的研究热点[118]。兰州大学 Tang Yu 等[119] 使用酰胺型配体合成了两种镧系配合物（Eu-PBA）和（Tb-HPBA），该配合物能够在酸碱环境中改变其能级以匹配 $Tb^{3+}$ 和 $Eu^{3+}$。该配合物可作为有效肉眼检测各种酸碱蒸气的智能传感器，具有快速响应、良好的可逆性和选择性。此外，基于该配合物所制备的荧光试纸在装有酸或碱溶液的圆珠笔书写后，会根据酸碱不同进而出现不同的荧光变化。类似的概念和由此产生的基于纸张的设备也成功扩展到其他应用，包括防伪和逻辑门系统。

## 1.5.5 基于 MOFs 材料的荧光开关

荧光开关指材料在施加外部作用时达到两种荧光颜色之间相互转化的可逆现象。荧光开关材料拥有明显的可视化信号以及响应迅速等特点，在荧光传感和信息储存等领域具有较高的研究价值。相较于其他荧光分子开关材料，MOFs 由于兼具无机和有机材料的特点，且具有多孔和优异的发光性能等优势，使得其展示出非比寻常的荧光开关特性。

21 世纪是智能数字化的时代，人们对信息储存要求愈发严格。为了方便信息存储，我们经常将分子开关和二进制编码计算相结合。通常信息存储一般以二进制编码中"0"和"1"的形式存在，分别对应于开关的"关"和"开"。当外界条件变化时，该材料的荧光特性会发生"开"和"关"的动态变化，具体表现为其荧光强度的增强或减弱。上述变化可简化为一种逻辑门运算：当一种信号输入时会使得体系中材料发生动态荧光变化，随即输出不同的信号，可用二进制数字"0"和"1"表示[120]。

天津师范大学 Liu Yan 等[121] 研究出一种新型的分子荧光开关，该课题组合成一种新颖的水溶性 MOF 材料 Abtz-CdI$_2$-MOF 可用作荧光"开关"用于检测生物体液内的多巴胺。研究发现该配合物的荧光会受到高锰酸钾的影响而发生猝灭现象。随后在经过高锰酸钾处理过的无荧光配合物中逐渐加入多巴胺，在紫外灯照射下其荧光随之恢复，从而达到检测多巴胺的目的。

# 参考文献

［1］ Marqués M G, Hidalgo T, Serre C, et al. Nanostructured Metal-organic Frameworks and Their Bio-related Applications ［J］. Coordination Chemistry Reviews, 2016, 307: 342-360.

［2］ Gangu K K, Maddila S, Mukkamala S B, et al. A Review on Contemporary Metal-Organic Framework Materials ［J］. Inorganica Chimica Acta, 2016, 446: 61-74.

［3］ Cai W, Chu C C, Liu G, et al. Metal-Organic Framework-Based Nanomedicine Platforms for Drug Delivery and Molecular Imaging ［J］. Small, 2015, 11: 4806-4822.

［4］ Horcajada P, Gref R, Baati T, et al. Metal-Organic Frameworks in Biomedicine ［J］. Chemical Reviews, 2012, 112: 1232-1268.

［5］ Kupple R J, Timmons D J, Fang Q R, et al. Potential Applications of Metal-organic Frameworks ［J］. Coordination Chemistry Reviews, 2009, 253: 3042-3066.

［6］ Wang C, Liu D, Lin W. Metal-Organic Frameworks as A Tunable Platform for Designing Functional Molecular Materials ［J］. The Journal of the American Chemical Society, 2013, 135: 13222-13234.

［7］ Bloch E D, Queen W L, Krishna R, et al. Hydrocarbon Separations in a Metal-Organic Framework with Open Iron (Ⅱ) Coordination Sites ［J］. Science, 2012, 335: 1606-1610.

［8］ Ding N, Li H, Feng X, et al. Partitioning MOF-5 into Confined and Hydrophobic Compartments for Carbon Capture under Humid Conditions ［J］. The Journal of the American Chemical Society, 2016, 138: 10100 -10103.

［9］ Peters A W, Li Z, Farha O K, et al. Toward Inexpensive Photocatalytic Hydrogen Evolution: A Nickel Sulfide Catalyst Supported on a High-Stability Metal-Organic Framework ［J］. ACS Applied Materials & Interfaces, 2016, 8: 20675.

［10］ Lin R B, Liu S Y, Ye J W, et al. Photoluminescent Metal-Organic Frameworks for Gas Sensing ［J］. Advance Science, 2016, 3: 1500434.

［11］ Evans O R, Lin W. Crystal Engineering of NLO Materials Based on Metal-Organic Coordination Networks ［J］. Accounts of Chemical Research, 2002, 35: 511-522.

［12］ McKinlay A C, Morris R E, Horcajada P, et al. BioMOFs: Metal-Organic Frameworks for Biological and Medical Applications ［J］. Angewandte Chemie International Edition, 2010, 49: 6260-6266.

［13］ Silva P, Vilela S M, Tome J P, et al. Multifunctional Metal-organic Frameworks: From Academia to Industrial Applications ［J］. Chemical Society Reviews, 2015, 44: 6774-6803.

［14］ Hisataka K, Peter L C. Target Cancer Cell Specific Activatable Fluorescence Imaging Probes: Rational Design and in Vivo Applications ［J］. Accounts of Chemical Research, 2011, 44: 83-90.

［15］ Zhou H C, Long J R, Yaghi O M, et al. Introduction to Metal-Organic Frameworks ［J］. Chemical Reviews, 2012, 112: 673-674.

［16］ 刘志亮. 功能配位聚合物 ［M］. 科学出版社, 2013.

［17］ Das A, Babu A, Chakraborty S. Poly (N-isopropylacrylamide) and Its Copolymers: A Review on Recent Advances in the Areas of Sensing and Biosensing ［J］. Advanced Functional Materials, 2024, 2402432.

［18］ Giménez-Marqués M, Hidalgo T, Serre C, et al. Nanostructured Metal-organic Frameworks and Their Bio-related Applications ［J］. Coordination. Chemistry Reviews, 2016, 307: 342-360.

［19］ Park J, Jiang Q, Feng D, et al. Size-Controlled Synthesis of Porphyrinic Metal-Organic Framework and Functionalization for Targeted Photodynamic Therapy ［J］. Journal of the American Chemical Society, 2016, 138: 3518-3525.

［20］ Horcajada P, Serre C, Vallet-Regí M, et al. Metal-Organic Frameworks as Efficient Materials for

Drug Delivery [J]. Angewandte Chemie, 2006, 118: 6120-6124.

[21] Horcajada P, Serre C, Maurin G, et al. Flexible Porous Metal-Organic Frameworks for a Controlled Drug Delivery [J]. Journal of the American Chemical Society, 2008, 130: 6774-6780.

[22] Sun C Y, Qin C, Wang C G, et al. Chiral Nanoporous Metal-Organic Frameworks with High Porosity as Materials for Drug Delivery [J]. Advanced Materials, 2011, 23: 5629-5632.

[23] Rojas S, Carmona F J, Maldonado C R, et al. Nanoscaled Zinc Pyrazolate Metal-Organic Frameworks as Drug-Delivery Systems [J]. Inorganic Chemistry, 2016, 55: 2650-2663.

[24] Bag P P, Wang D, Chen Z, et al. Outstanding Drug Loading Capacity by Water Stable Microporous MOF: A Potential Drug Carrier [J]. Chemical Communications, 2016, 52: 3669-3672.

[25] Kazemi N M, Shojaosadati S, Morsali A A, et al. In Situ Synthesis of A Drug-loaded MOF at Room Temperature [J]. Microporous and Mesoporous Materials, 2014, 186: 73-79.

[26] He C, Lu K, Liu D, et al. Nanoscale Metal-Organic Frameworks for the Co-Delivery of Cisplatin and Pooled siRNAs to Enhance Therapeutic Efficacy in Drug-Resistant Ovarian Cancer Cells [J]. Journal of the American Chemical Society, 2014, 136: 5181-5184.

[27] Tai S, Zhang W, Zhang J G, et al. Facile preparation of UiO-66 nanoparticles with tunable sizes in a continuous flow microreactor and its application in drug delivery [J]. Microporous and Mesoporous Materials, 2016, 220: 148-154.

[28] Vermoortele F, Bueken B, Bars G L, et al. Synthesis Modulation as a Tool To Increase the Catalytic Activity of Metal-Organic Frameworks: The Unique Case of UiO-66 (Zr) [J]. Journal of the American Chemical Society, 2013, 135: 11465-11468.

[29] Oh H, Li T, An J. Drug Release Properties of a Series of Adenine-Based Metal-Organic Frameworks [J]. Chemistry-A European Journal, 2015, 21: 17010-17015.

[30] Wang L, Zheng M, Xie Z G. Nanoscale Metal-organic Frameworks for Drug Delivery: A Conventional Platform with New Promise [J]. Journal of Materials Chemistry B, 2018, 6: 707-717.

[31] Li H L, Eddaoudi M, O'Keeffe M, et al. Design and Synthesis of An Exceptionally Stable and Highly Porous Metal-organic Framework [J]. Nature, 1999, 402: 276-279.

[32] Horcajada P, Serre C, Vallet-Regí M, et al. Metal-Organic Frameworks as Efficient Materials for Drug Delivery [J]. Angewandte Chemie International Edition, 2006, 118: 6120-6124.

[33] Horcajada P, Serre C, Maurin G, et al. Flexible Porous Metal-Organic Frameworks for a Controlled Drug Delivery [J]. Journal of the American Chemical Society, 2008, 130: 6774-6780.

[34] Horcajada P, Chalati T, Serre C, et al. Porous Metal-Organic Framework Nanoscale Carriers as Potential Platform for Drug Delivery and Imaging [J]. Nature Materials, 2010, 9: 172-178.

[35] Anand R, Borghi F, Manoli F, et al. Host-Guest Interactions in Fe (Ⅲ)-Trimesate MOF Nanoparticles Loaded with Doxorubicin [J]. The Journal of Physical Chemistry B, 2014, 118: 8532-8539.

[36] Bellido E, Hidalgo T, Lozano M V, et al. Heparin-Engineered Mesoporous Iron Metal-Organic Framework Nanoparticles: Toward Stealth Drug Nanocarriers [J]. Advanced Healthcare Materials, 2015, 3: 1246-1257.

[37] Taylor-Pashow K M, Della Rocca J, Xie Z, et al. Postsynthetic Modifications of Iron-Carboxylate Nanoscale Metal-Organic Frameworks for Imaging and Drug Delivery [J]. Journal of the American Chemical Society, 2009, 131: 14261-14263.

[38] Sun C Y, Qin C, Wang C G, et al. Chiral Nanoporous Metal-Organic Frameworks with High Porosity as Materials for Drug Delivery [J]. Advanced Materials, 2011, 23: 5629-5632.

[39] Bag P P, Wang D, Chen Z, et al. Outstanding Drug Loading Capacity by Water Stable Microporous MOF: A Potential Drug Carrier [J]. Chemical Communications, 2016, 52: 3669-3672.

[40] Roy D, Brooks W L, Sumerlin B S. New Directions in Thermoresponsive Polymers [J]. Chemical Society Reviews, 2013, 42: 7214-7243.

[41] Sun C Y, Qin C, Wang X L, et al. Zeolitic Imidazolate Framework-8 as Efficient pH-sensitive Drug Delivery Vehicle [J]. Dalton Transactions, 2012, 41: 6906-6906.

[42] Vasconcelos I B, DaSilva T G, Militao G C G, et al. Cytotoxicity and Slow Release of the Anti-cancer Drug Doxorubicin from ZIF-8 [J]. RSC Advances, 2012, 2: 9437-9442.

[43] Liedana N, Galve A C, Rubio C, et al. CAF@ZIF-8: One-Step Encapsulation of Caffeine in MOF [J]. ACS Applied Materials & Interface, 2012, 4: 5016-5021.

[44] Zhuang J, Kuo C H, Chou L Y, et al. Optimized Metal-Organic-Framework Nanospheres for Drug Delivery: Evaluation of Small-Molecule Encapsulation [J]. ACS Nano, 2014, 8: 2812-2819.

[45] Lyu F, Zhang Y, Zare R N, et al. One-Pot Synthesis of Protein-Embedded Metal-Organic Frameworks with Enhanced Biological Activities [J]. Nano Letters, 2014, 14: 5761-5765.

[46] Lu K D, He C B, Lin W B. Nanoscale Metal-Organic Framework for Highly Effective Photodynamic Therapy of Resistant Head and Neck Cancer [J]. Journal of the American Chemical Society, 2014, 136: 16712-16715.

[47] Morris W, Briley W E, Auyeung E, et al. Nucleic Acid-Metal Organic Framework (MOF) Nanoparticle Conjugates [J]. Journal of the American Chemical Society, 2014, 136: 7261-7264.

[48] An J, Geib S, Rosi J N L. Cation-Triggered Drug Release from a Porous Zinc-Adeninate Metal-Organic Framework [J]. Journal of the American Chemical Society, 2009, 131: 8376-8377.

[49] William J R, Kimberly M P, Kathryn M L T, et al. Nanoscale Coordination Polymers for Platinum-Based Anticancer Drug Delivery [J]. Journal of the American Chemical Society, 2008, 130: 11584-11585.

[50] Sara R, Francisco J C, Carmen R M, et al. Nanoscaled Zinc Pyrazolate Metal-Organic Frameworks as Drug-Delivery Systems [J]. Inorganic Chemistry, 2016, 55: 2650-2663.

[51] Gao P F, Zheng L L, Liang L J, et al. A New Type of pH-responsive Coordination Polymer Sphere as A Vehicle for Targeted Anticancer Drug Delivery and Sustained Release [J]. Journal of Materials Chemistry B, 2013, 1: 3202-3208.

[52] Zheng H Q, Zhang Y N, Liu L F, et al. One-pot Synthesis of Metal-Organic Frameworks with Encapsulated Target Molecules and Their Applications for Controlled Drug Delivery [J]. Journal of the American Chemical Society, 2008, 138: 962-968.

[53] Jason S K, Lina F, Natalie E, et al. Stimuli-Responsive DNA-Functionalized Metal-Organic Frameworks (MOFs) [J]. Advanced Materials, 2017, 29: 1602782.

[54] An J, Steven J G, Nathaniel L R. Cation-Triggered Drug Release from a Porous Zinc-Adeninate Metal-Organic Framework [J]. Journal of the American Chemical Society, 2009, 131: 8376-8377.

[55] Hu Q, Yu J C, Liu M, et al. A Low Cytotoxic Cationic Metal-Organic Framework Carrier for Controllable Drug Release [J]. Journal of Medicinal Chemistry, 2014, 57: 5679-5685.

[56] Nagata S, Kokado K, Sada K. Metal-organic Framework Tethering PNIPAM for ON-OFF Controlled Release in Solution [J]. Chemical Communications, 2015, 51: 8614-8617.

[57] Tan L L, Li H W, Zhou Y, et al. $Zn^{2+}$-Triggered Drug Release from Biocompatible Zirconium MOFs Equipped with Supramolecular Gates [J]. Small, 2015, 11: 3807-3813.

[58] Chen W H, Liao W C, Sohn Y S, et al. Stimuli-Responsive Nucleic Acid-Based Polyacrylamide Hydrogel-Coated Metal-Organic Framework Nanoparticles for Controlled Drug Release [J]. Advanced Functional Materials, 2017, 1705137.

[59] Meng X S, Gui B, Yuan D Q, et al. Mechanized Azobenzene-Functionalized Zirconium Metal-organic Framework for On-command Cargo Release [J]. Science Advances, 2016, 2: e1600480.

[60] Jiang K, Zhang L, Hu Quan, et al. Pressure Controlled Drug Release in A Zr-cluster-based MOF [J]. Journal of Materials Chemistry B, 2016, 4: 6398-6401.

[61] Tan L L, Song N, Zhang S X A, et al. Ca$^{2+}$, pH and Thermo Triple-responsive Mechanized Zr-based MOFs for On-command Drug Release in Bone Diseases [J]. Journal of Materials Chemistry B, 2016, 4: 135-140.

[62] Wang X G, Dong Z Y, Cheng H, et al. A Multifunctional Metal-organic Framework Based Tumor Targeting Drug Delivery System for Cancer Therapy [J]. Nanoscale, 2015, 7: 16061-16070.

[63] William J R, Kimberly M P, Kathryn M L T, et al. Nanoscale Coordination Polymers for Platinum-Based Anticancer Drug Delivery [J]. Journal of the American Chemical Society, 2008, 130: 11584-11585.

[64] He L, Wang T T, An J P, et al. Carbon Nanodots@Zeolitic Imidazolate Framework-8 Nanoparticles for Simultaneous pH-responsive Drug Delivery and Fluorescence Imaging [J]. CrystEngComm, 2014, 16: 3259-3263.

[65] Wilasinee H, Talia J S, Misty D R, et al. Synthesis of Gadolinium Nanoscale Metal-Organic Framework with Hydrotropes: Manipulation of Particle Size and Magnetic Resonance Imaging Capability [J]. ACS Applied Materials & Interfaces, 2011, 3: 1502-1510.

[66] Horcajada P, Chalati T, Serre C, et al. Porous Metal-organic-framework Nanoscale Carriers as A Potential Platform for Drug Delivery and Imaging [J]. Nature Materials, 2010, 9: 172-178.

[67] Wang D D, Zhou J J, Chen R H, et al. Controllable Synthesis of Dual-MOFs Nanostructures for pH-responsive Artemisinin Delivery, Magnetic Resonance and Optical Dual-model Imaging-guided Chemo/Photothermal Combinational Cancer Therapy [J]. Biomaterials, 2016, 100: 27-40.

[68] Li Y T, Tang J L, He L, et al. Core-Shell Upconversion Nanoparticle@Metal-Organic Framework Nanoprobes for Luminescent/Magnetic Dual-Mode Targeted Imaging [J]. Advanced Materials, 2015, 27: 4075-4080.

[69] Mrowczynski R. Polydopamine-based multifunctional (Nano) materials for cancer therapy [J]. ACS Applied Materials & Interfaces, 2018, 10 (9): 7541-7561.

[70] Li Y, Zhang X, Liu X, et al. Designing and engineering of nanocarriers for bioapplication in cancer immunotherapy [J]. ACS Appl Bio Materials, 2020, 3 (12): 8321-8337.

[71] Ribas A, Wolchok J D. Cancer immunotherapy using checkpoint blockade [J]. Science, 2018, 359: 1350-1355.

[72] Hwang E, Jung H S. Metal-organic complex-based chemodynamic therapy agents for cancer therapy [J]. Chemical Communications, 2020, 56 (60): 8332-8341.

[73] Lismont M, Dreesen L, Wuttke S. Metal-organic framework nanoparticles in photodynamic therapy: Current status and perspectives [J]. Advanced Functional Materials, 2017, 27 (14): 1606314-1606329.

[74] Bao Z, Li K, Hou P, et al. Nanoscale metal-organic framework composites for phototherapy and synergistic therapy of cancer [J]. Materials Chemistry Frontiers, 2021, 5 (4): 1632-1654.

[75] Dang J, He H, Chen D, et al. Manipulating tumor hypoxia toward enhanced photodynamic therapy (PDT) [J]. Biomaterials Science, 2017, 5 (8): 1500-1511.

[76] Tang W, Zhen Z, Wang M, et al. Red blood cell-facilitated photodynamic therapy for cancer treatment [J]. Advanced Functional Materials, 2016, 26 (11): 1757-1768.

[77] Zhong S, Chen C, Yang G, et al. Acid-triggered nanoexpansion polymeric micelles for enhanced photodynamic therapy [J]. ACS Applied Materials & Interfaces, 2019, 11 (37): 33697-33705.

[78] Feng J, Ren W X, Kong F, et al. Recent insight into functional crystalline porous frameworks for cancer photodynamic therapy [J]. Inorganic Chemistry Frontiers, 2021, 8 (4): 848-879.

[79] Ding B, Shao S, Xiao H, et al. MnFe$_2$O$_4$-decorated large-pore mesoporous silica-coated upconversion nanoparticles for near-infrared light-induced and O$_2$ self-sufficient photodynamic therapy [J]. Nanoscale, 2019, 11 (31): 14654-14667.

[80] Wang Y, Wu W, Liu J, et al. Cancer-cell-activated photodynamic therapy assisted by Cu (Ⅱ)-based metal-organic framework [J]. ACS Nano, 2019, 13 (6): 6879-6890.

[81] Liu Y, Gong C S, Lin L, et al. Core-shell metal-organic frameworks with fluorescence switch to trigger an enhanced photodynamic therapy [J]. Theranostics, 2019, 9 (10): 2791-2799.

[82] Li S Y, Cheng H, Xie B R, et al. Cancer cell membrane camouflaged cascade bioreactor for cancer targeted starvation and photodynamic therapy [J]. ACS Nano, 2017, 11 (7): 7006-7018.

[83] Chen Z X, Liu M D, Zhang M K, et al. Interfering with lactate-fueled respiration for enhanced photodynamic tumor therapy by a porphyrinic MOF nanoplatform [J]. Advanced Functional Materials, 2018, 28 (36): 1803498.

[84] Min H, Wang J, Qi Y, et al. Biomimetic metal-organic framework nanoparticles for cooperative combination of antiangiogenesis and photodynamic therapy for enhanced efficacy [J]. Advanced Materials, 2019, 31 (15): e1808200.

[85] Wan S S, Cheng Q, Zeng X, et al. A Mn (Ⅲ)-sealed metal-organic framework nanosystem for redox-unlocked tumor theranostics [J]. ACS Nano, 2019, 13 (6): 6561-6571.

[86] Chen D, Suo M, Guo J, et al. Development of MOF " Armor-Plated" phycocyanin and synergistic inhibition of cellular respiration for hypoxic photodynamic therapy in patient-derived xenograft models [J]. Advanced Healthcare Materials, 2021, 10 (3): 2001577.

[87] Zhang Y, Fu H, Chen S, et al. Construction of an iridium (iii)-complex-loaded MOF nanoplatform mediated with a dual-responsive polycationic polymer for photodynamic therapy and cell imaging [J]. Chemical Communications, 2020, 56 (5): 762-765.

[88] Wang D, Wu H, Phua S Z F, et al. Self-assembled single-atom nanozyme for enhanced photodynamic therapy treatment of tumor [J]. Nature Communications, 2020, 11 (1): 357.

[89] Yang P, Men Y, Tian Y, et al. Metal-organic framework nanoparticles with near-infrared dye for multimodal imaging and guided phototherapy [J]. ACS Applied Materials & Interfaces, 2019, 11 (12): 11209-11219.

[90] Liu X, Jin Y, Liu T, et al. Iron-based theranostic nanoplatform for improving chemodynamic therapy of cancer [J]. ACS Biomaterials Science & Engineering, 2020, 6 (9): 4834-4845.

[91] Cao C, Wang X, Yang N, et al. Recent advances of cancer chemodynamic therapy based on Fenton/Fenton-like chemistry [J]. Chemical Science, 2022, 13 (4): 863-889.

[92] Gao S, Han Y, Fan M, et al. Metal-organic framework-based nanocatalytic medicine for chemodynamic therapy [J]. Science China Materials, 2020, 63 (12): 2429-2434.

[93] Ma W, Zhang H, Li S, et al. A multifunctional nanoplatform based on fenton-like and russell reactions of Cu, Mn bimetallic ions synergistically enhanced ROS stress for improved chemodynamic therapy [J]. ACS Biomaterials Science & Engineering, 2022, 8 (3): 1354-1366.

[94] Han Y, Ouyang J, Li Y, et al. Engineering $H_2O_2$ self-supplying nanotheranostic platform for targeted and imaging-guided chemodynamic therapy [J]. ACS Applied Materials & Interfaces, 2020, 12 (1): 288-297.

[95] Ni W, Zhang L, Zhang H, et al. Hierarchical MOF-on-MOF architecture for pH/GSH-controlled drug delivery and Fe-based chemodynamic therapy [J]. Inorganic Chemistry, 2022, 61 (7): 3281-3287.

[96] Sang Y, Cao F, Li W, et al. Bioinspired construction of a nanozyme-based $H_2O_2$ homeostasis disruptor for intensive chemodynamic therapy [J]. Journal of the American Chemical Society, 2020, 142 (11): 5177-5183.

[97] Xie Z, Liang S, Cai X, et al. $O_2$-Cu/ZIF-8@Ce6/ZIF-8@F127 Composite as a tumor microenvironment-responsive nanoplatform with enhanced photo-/chemodynamic antitumor efficacy [J]. ACS Applied Materials & Interfaces, 2019, 11 (35): 31671-31680.

[98] Li W, Zhou X, Liu S, et al. Biodegradable nanocatalyst with self-supplying fenton-like ions and

$H_2O_2$ for catalytic cascade-amplified tumor therapy [J]. ACS Applied Materials & Interfaces, 2021, 13 (43): 50760-50773.

[99] Chen H, Sun T, Zeng W, et al. NIR-light-intensified hypoxic microenvironment for cascaded su-pra-prodrug activation and synergistic chemo/photodynamic cancer therapy [J]. ACS Materials Letters, 2021, 4 (1): 111-119.

[100] Huang Y, Xue Z, Zeng S. Hollow mesoporous Bi@PEG-FA nanoshell as a novel dual-stimu-li-responsive nanocarrier for synergistic chemo-photothermal cancer therapy [J]. ACS Applied Materials & Interfaces, 2020, 12 (28): 31172-31181.

[101] Cheng Y, Wen C, Sun Y Q, et al. Mixed-metal MOF-derived hollow porous nanocomposite for trimodality imaging guided reactive oxygen species-augmented synergistic therapy [J]. Advanced Functional Materials, 2021, 31 (37): 2104378.

[102] Bao W, Liu M, Meng J, et al. MOFs-based nanoagent enables dual mitochondrial damage in synergistic antitumor therapy via oxidative stress and calcium overload [J]. Nature Communications, 2021, 12 (1): 6399.

[103] Zhang K, Meng X, Cao Y, et al. Metal-organic framework nanoshuttle for synergistic photody-namic and low-temperature photothermal therapy [J]. Advanced Functional Materials, 2018, 28 (42): 1804634.

[104] Fang Z, Yang E, Du Y, et al. Biomimetic smart nanoplatform for dual imaging-guided synergis-tic cancer therapy [J]. Journal of Materials Chemistry B, 2022, 10 (6): 966-976.

[105] Hao J N, Yan B. A water-stable lanthanide-functionalized MOF as a highly selective and sensi-tive fluorescent probe for $Cd^{2+}$. Chemical Communications [J], 2015, 51: 7737-7740.

[106] Liu B, Wu W P, Hou L, et al. Four uncommon nanocage-based Ln-MOFs: highly selective lu-minescent sensing for $Cu^{2+}$ ions and selective $CO_2$ capture. Chem Commun (Camb) [J], 2014, 50: 8731-8734.

[107] He J, Zha M, Cui J, et al. Convenient detection of Pd (II) by a metal-organic framework with sulfur and olefin functions. Journal of the American Chemical Society [J], 2013, 135: 7807-7810.

[108] Lv R, Wang J, Zhang Y, et al. An amino-decorated dual-functional metal-organic framework for highly selective sensing of Cr (iii) and Cr (vi) ions and detection of nitroaromatic explo-sives. Journal of Materials Chemistry A [J], 2016, 4: 15494-15500.

[109] Karmakar A, Kumar N, Samanta P, et al. A Post-Synthetically Modified MOF for Selective and Sensitive Aqueous-Phase Detection of Highly Toxic Cyanide Ions. Chemistry [J], 2016, 22: 864-868.

[110] Liu X J, Zhang Y H, Chang Z, et al. A Water-Stable Metal-Organic Framework with a Doub-le-Helical Structure for Fluorescent Sensing. Inorganic chemistry [J], 2016, 55: 7326-7328.

[111] Wang B, Lv X L, Feng D, et al. Highly Stable Zr (IV)-Based Metal-Organic Frameworks for the Detection and Removal of Antibiotics and Organic Explosives in Water. Journal of the Amer-ican Chemical Society [J], 2016, 138: 6204-6216.

[112] Tao C L, Chen B, Liu X G, et al. A highly luminescent entangled metal-organic framework based on pyridine-substituted tetraphenylethene for efficient pesticide detection. Chem Commun (Camb) [J], 2017, 53: 9975-9978.

[113] Chandrasekhar P, Mukhopadhyay A, Savitha G, et al. Remarkably selective and enantiodiffer-entiating sensing of histidine by a fluorescent homochiral Zn-MOF based on pyrene-tetralactic acid. Chemical Science [J], 2016, 7: 3085-3091.

[114] D'vries R F, Lvarez-García S, Snejko N, et al. Multimetal rare earth MOFs for lighting and thermometry: tailoring color and optimal temperature range through enhanced disulfobenzoic triplet phosphorescence. Journal of Materials Chemistry C [J], 2013, 1: 6316.

［115］ Zhou Y，Yan B. Ratiometric detection of temperature using responsive dual-emissive MOF hybrids. Journal of Materials Chemistry C［J］，2015，3：9353-9358.

［116］ Wang Z，Ananias D，Carné-Sánchez A，et al. Ln-Organic Framework Nanothermometers Prepared by Spray-Drying. Advanced Functional Materials［J］，2015，25：2824-2830.

［117］ Dong Y，Cai J，Fang Q，et al. Dual-Emission of Lanthanide Metal-Organic Frameworks Encapsulating Carbon-Based Dots for Ratiometric Detection of Water in Organic Solvents. Anal Chem［J］，2016，88：1748-1752.

［118］ Wales D J，Grand J，Ting V P，et al. Gas sensing using porous materials for automotive applications. Chemical Society reviews［J］，2015，44：4290-4321.

［119］ Li X，Chen H，Kirillov A M，et al. A paper-based lanthanide smart device for acid-base vapour detection，anti-counterfeiting and logic operations. Inorganic Chemistry Frontiers［J］，2016，3：1014-1020.

［120］ Ashton P R，Balzani V，Becher J，et al. A Three-Pole Supramolecular Switch. Journal of the American Chemical Society［J］，1999，121：3951-3957.

［121］ Cheng Y，Wu J，Guo C，et al. A facile water-stable MOF-based "off-on" fluorescent switch for label-free detection of dopamine in biological fluid. Journal of Materials Chemistry B［J］，2017，5：2524-2532.

# 第2章

# MOFs 基荧光药物载体

MOFs 最显著的一个特点是可调节的孔径大小。其大小可调的孔径可用于负载各种客体分子，使得其在药物递送方面的应用得到了科研工作者的广泛关注[1-5]。此外，一些特定的 MOFs 具有生物可降解性，生物毒性小，因此在生物医药应用方面具有无可比拟的优势[6-10]。2006 年，Férey 等首次证实 MOFs 具有负载和释放药物的能力，可以作为药物载体[11]，此后，MOFs 的药物存储和释放性能得到了广泛的研究[12-16]。Willner 等设计和构建了 DNA 功能化的 MOFs，用于刺激响应的药物释放[17]。Cao 等合成了一个具有高载药量的微孔 MOFs[18]。Wang 等合成了阴离子 Zn-MOFs 用作阳离子药物的载体[19]，Cooper 等构建了 Mg-MOFs 用作抗氧化剂的载体[20]。尽管这些 MOFs 表现出了理想的药物递送行为，但大部分 MOFs 载药量低，缺乏靶向性，功能单一，粒径不可控，这些都制约着 MOFs 的临床应用。因此，合成多功能 MOFs 变得至关重要。此外，荧光成像具有分辨率高、灵敏度高和毒副作用小等优势在疾病诊断方面脱颖而出[21-24]。而将药物释放和荧光诊断集于一体可以实现诊疗一体化，提高治疗效果。

## 2.1 中空 ZIF-8 基荧光药物载体

### 2.1.1 ZIF-8/5-FU@FA-CHI-5-FAM 的制备

近年来，MOFs 已被广泛地用于药物小分子和生物活性分子的递送。但是由于其孔径大小的限制，其载药量不理想，一定程度上限制了 MOFs 基药物载体的实际应用。而中空结构由于其特殊的空腔结构可以显著地提高载药率，得到了广泛的关注。ZIF-8 是由具有抗菌作用的 $Zn^{2+}$ 和 2-甲基咪唑自组装而成的多孔

MOFs，其孔径大、生物相容性好、结构易于控制，而且其在酸性条件下结构不稳定，容易坍塌[25-29]。研究表明，正常组织的 pH 大约为 7.4，而肿瘤组织由于癌细胞的快速增殖，其所需氧气无法得到很好的满足，导致 pH 大约为 5，为弱酸性环境，因此可利用 ZIF-8 装载抗癌药物用于癌组织部位的特异性药物释放，减少对正常组织的毒性。此外，大部分癌细胞表面都有叶酸受体，而正常细胞表面没有叶酸受体，且叶酸（FA）和叶酸受体具有很好的亲和性，因此叶酸修饰的药物载体可以被癌细胞摄取而不被正常细胞摄取，达到靶向癌细胞的目的[30-33]。壳聚糖（CHI）是一种天然的高分子，具有生物相容性和生物可降解性，包覆壳聚糖后可以防止药物的过度释放，此外其分子链上具有大量的氨基，有利于药物载体功能化[34-38]。5-羧基荧光素（5-FAM）可以发射出强烈的绿色荧光，其水溶性好、量子产率高，是一种常见的荧光素，可用于荧光成像[39,40]。

利用自模板法成功地得到了中空 ZIF-8 纳米粒子，其抗癌药物 5-氟尿嘧啶（5-FU）的负载率高达 51%，通过包覆壳聚糖，后修饰靶向试剂叶酸和荧光试剂5-羧基荧光素，成功地得到了兼具荧光成像、靶向识别癌细胞和 pH 可控药物释放能力的多功能载体，其合成示意图如图 2-1 所示。实验结果表明，合成的药物载体具有理想的靶向癌细胞和荧光成像能力，且其表现出了明显的 pH 控制药物释放行为。

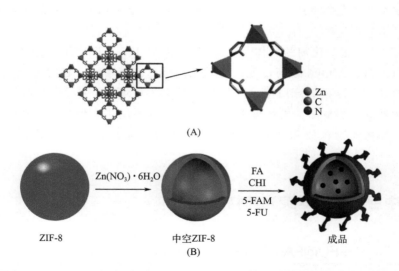

**图 2-1 （A）ZIF-8 的结构图；（B）ZIF-8/5-FU@FA-CHI-5-FAM 的合成示意图**

中空 ZIF-8 的合成过程如下。

根据文献[41]，将 0.558 g Zn（NO$_3$）$_2$·6H$_2$O 溶解于 15 mL 甲醇溶液中形

成溶液 A，0.616 g 2-甲基咪唑溶解于 15 mL 甲醇溶液中形成溶液 B。随后，在超声的条件下，将溶液 A 逐滴加入溶液 B 中，继续超声 15 min 后，离心分离，得到的固体重新分散于 15 mL 甲醇中得到溶液 C。将溶液 C、0.558 g Zn(NO$_3$)$_2$·6H$_2$O 和 15 mL 甲醇置于 50 mL 反应釜中，在 120℃ 的条件下反应 2 h，自然冷却至室温，离心分离，用甲醇洗涤多次，产物真空干燥。FA-CHI-5-FAM 复合物的制备：将 10 mg FA 和 1 mg 5-FAM 溶解于 50 mL 二甲基亚砜（DMSO）溶液中形成溶液 A，10 mg CHI 溶解于 0.1 mol/L 的乙酸溶液中形成溶液 B。将溶液 B 加入溶液 A 中，搅拌形成均一的溶液。为了实现氨基和羧基之间的脱水缩合反应，20 mg 脱水剂 1-乙基-(3-二甲基氨基丙基)-碳酰二亚胺盐酸盐（EDC）加入上述溶液中，避光继续搅拌 16 h 后用 1.0 mol/L 的 NaOH 水溶液将溶液调至 pH 为 9.0。产物离心，用 DMSO 洗涤多次后冷冻干燥。为了证实叶酸的靶向作用，利用类似的方法合成了 CHI-5-FAM 复合物。ZIF-8/5-FU@FA-CHI-5-FAM 的合成：将 0.1 g 中空 ZIF-8、0.1 g 5-FU 和 0.5 g FA-CHI-5-FAM 加入 30 mL 二次水中，超声形成均匀的分散液后在室温下搅拌 4 天。产物离心分离，用二次水洗涤多次，真空干燥。为了证实叶酸的靶向作用，利用类似的方法合成了 ZIF-8/5-FU@CHI-5-FAM 复合物。ZIF-8/5-FU@FA-CHI-5-FAM 的药物释放行为研究：将 50 mg 的 ZIF-8/5-FU@FA-CHI-5-FAM 粉末置于截留量为 3500 的透析袋中，然后将该透析袋和 10 mL 不同 pH 值的磷酸缓冲溶液（PBS，pH 7.4 和 5.0）一起置于 50 mL 的离心管中，于 37℃ 下进行 5-FU 的释放。每隔一段时间，取 2 mL 溶液测其在 265 nm 处的紫外吸光度值，其 5-FU 的释放量可以通过以下公式计算：5-FU 的释放率（%）＝已释放的 5-FU 的量/5-FU 的总量×100%。体外细胞毒性实验：利用 MTT 比色法检测 ZIF-8/5-FU@FA-CHI-5-FAM 的细胞毒性。将平滑肌细胞 HASMC 和胃癌细胞 MGC-803 以每孔 8000 个细胞的密度接种到 96 孔板上，在 5% CO$_2$，37℃ 条件下培养 24 h。然后分别将 ZIF-8@FA-CHI-5-FA，ZIF-8/5-FU@FA-CHI-5-FAM，5-FU 加入到孔中，其在培养基中的浓度梯度设定为 0、6.25、12.5、25、50、100 和 200 μg/mL。在 5% CO$_2$，37℃ 条件下继续培养 48 h 后移除培养基。将 20 μL 的 MTT 溶液加入到每个孔中并在培养箱中培养 4 h，最后加入 150 μL 二甲基亚砜（DMSO），振荡 10 min 后用酶标仪在 570 nm 处测试其吸光度值。细胞存活率通过以下公式计算：细胞存活率（%）＝实验组的吸光度值/对照组的吸光度值×100%。体外细胞荧光成像实验：将胃癌细胞 MGC-803 和平滑肌细胞 HASMC 分别接种在 6 孔板上，过夜培养后，加入 ZIF-8/5-FU@CHI-5-FA 和 ZIF-8/5-FU@FA-CHI-5-FAM 复合物，浓度为 0.2 mg/mL。继续培养 4 h 后，用 PBS 溶液洗涤三次后在激光扫描共焦显微镜下对细胞成像。

## 2.1.2　ZIF-8/5-FU@FA-CHI-5-FAM 的结构表征

对合成的复合物进行了粉末 X 射线衍射（PXRD）测试，其结果如图 2-2 所示。中空 ZIF-8 和 ZIF-8/5-FU@FA-CHI-5-FAM 复合物的衍射峰很强且出峰位置与模拟谱图基本一致，没有出现其他杂峰，说明合成的中空 ZIF-8 具有高的结晶度和纯度，且后修饰 5-FU 和 FA-CHI-5-FAM 并不影响 ZIF-8 的结构。

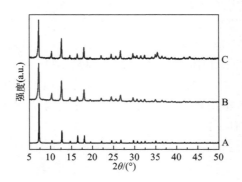

**图 2-2　（A）ZIF-8 的单晶模拟谱图；（B）中空 ZIF-8 的 PXRD 谱图；**
**（C）ZIF-8/5-FU@FA-CHI-5-FAM 的 PXRD 谱图**

图 2-3 为 ZIF-8/5-FU@FA-CHI-5-FAM 的扫描和透射电镜图，由图可以看出，合成的 ZIF-8/5-FU@FA-CHI-5-FAM 颗粒分散、粒径均一、大约为 400 nm、呈明显的中空结构。由于 FA-CHI-5-FAM 的包覆，其表面比较粗糙。此外，元素分布图进一步表明 Zn 元素主要分布于骨架内部，而 C 元素则主要分布于骨架外围。以上结果说明我们成功地合成了 ZIF-8/5-FU@FA-CHI-5-FAM 核壳结构。此外，ZIF-8/5-FU@FA-CHI-5-FAM 复合物的红外光谱图也证实了这个结论。

图 2-4 是不同阶段合成材料的红外光谱（FTIR）图，其中图 2-4（a）是 CHI、FA、5-FAM 和 FA-CHI-5-FAM 的 FTIR 图。在 CHI、FA、5-FAM 和 FA-CHI-5-FAM 的 FTIR 谱图中 2926 $cm^{-1}$ 和 2852 $cm^{-1}$ 的吸收峰对应于 C—H 振动。在 CHI 的红外吸收光谱中，3650 $cm^{-1}$ 到 3300 $cm^{-1}$ 的宽频吸收是 N—H 变形振动吸收峰，1620 $cm^{-1}$ 处是 N—H 对称伸缩振动吸峰。在 FA 和 5-FAM 的 FTIR 光谱中，3650 $cm^{-1}$ 到 3300 $cm^{-1}$ 的谱带来源于 O—H 伸缩振动，1680 $cm^{-1}$ 和 1665 $cm^{-1}$ 处的吸收峰是羧基的 C=O 的伸缩振动。当发生脱水缩合反应后，在 FA-CHI-5-FAM 的光谱图中出现了 FA、CHI 和 5-FAM 的特征吸收峰。此外，1700 $cm^{-1}$ 和 1596 $cm^{-1}$ 处出现了属于酰胺Ⅰ和酰胺Ⅱ带的两个新的吸收峰，表明—COOH 和—NH$_2$ 发生反应得到了酰胺且合成的 FA-CHI-5-

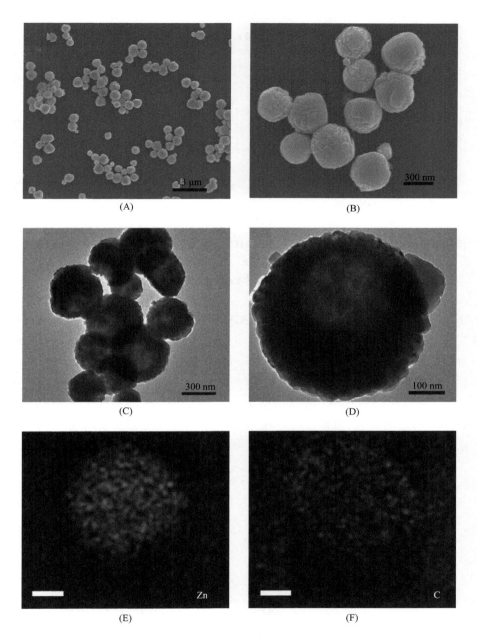

图 2-3 （A、B）ZIF-8/5-FU@FA-CHI-5-FAM 的扫描电镜图；

（C、D）ZIF-8/5-FU@FA-CHI-5-FAM 的透射电镜图；

（E、F）ZIF-8/5-FU@FA-CHI-5-FAM 的元素分布图

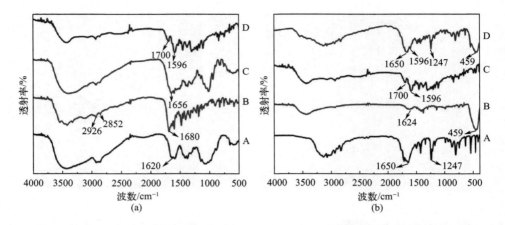

图 2-4 (a) CHI（A）、FA（B）、5-FAM（C）和 FA-CHI-5-FAM（D）的红外光谱图；
(b) 5-FU（A）、ZIF-8（B）、FA-CHI-5-FAM（C）和
ZIF-8/5-FU@FA-CHI-5-FAM（D）的红外光谱图

FAM 的结构如图 2-5 所示。此外，FA-CHI-5-FAM 的紫外可见吸收光谱进一步
证实了这一结论，如图 2-6（a）所示，FA-CHI-5-FAM 的紫外可见吸收光谱中
包含了 5-FAM（470 nm）、CHI（300 nm）和 FA（206 nm）的特征吸收峰，且
根据 FA［图 2-6（b）］和 5-FAM［图 2-6（c）］的标准曲线可以推算出 FA 的
含量为 1.5%，5-FAM 的含量为 0.8%。图 2-4（b）是 5-FU（A）、ZIF-8（B）、
FA-CHI-5-FAM（C）和 ZIF-8/5-FU@FA-CHI-5-FAM（D）的 FTIR 谱图。在

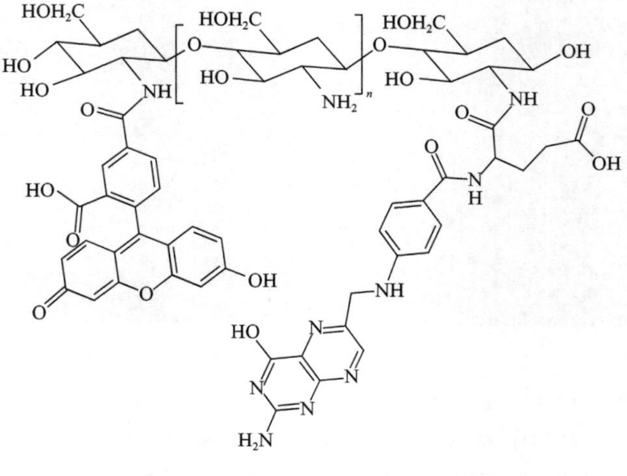

图 2-5　FA-CHI-5-FAM 的结构图

5-FU 的 FTIR 谱图中，1650 cm$^{-1}$ 处的峰值归因于 5-FU 中 C＝O 的伸缩振动，1247 cm$^{-1}$ 是 C-F 的振动吸收峰。在 ZIF-8 的 FTIR 谱图中，1624 cm$^{-1}$ 是 C＝C 的振动吸收峰，459 cm$^{-1}$ 是 Zn-N 键的吸收振动峰。在 FA-CHI-5-FAM 的 FT-IR 谱图中，1700 cm$^{-1}$ 和 1596 cm$^{-1}$ 处的吸收峰来源于酰胺 I 和酰胺 II 带的振动吸收。在 ZIF-8/5-FU@FA-CHI-5-FAM 的 FTIR 谱图中呈现了 ZIF-8、5-FU 和 FA-CHI-5-FAM 的特征吸收峰。此外，在 3500 cm$^{-1}$ 的吸收峰变宽且发生红移，表明在 ZIF-8 表面的氨基与 FA-CHI-5-FAM 表面上氨基之间形成了氢键，也就是说 ZIF-8 和 FA-CHI-5-FAM 通过氢键作用成功地形成了 ZIF-8/5-FU@FA-CHI-5-FAM 复合物。同时，由于 5-FU 的负载，FA-CHI-5-FAM 的包覆，ZIF-8/5-FU@FA-CHI-5-FAM 的热重曲线呈现了更明显的失重，如图 2-6（d）所示。

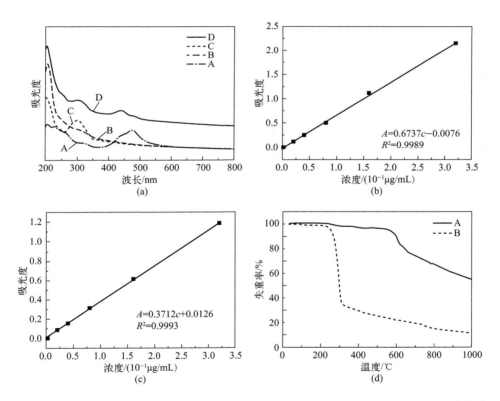

图 2-6　(a) 5-FAM（A）、CHI（B）、FA（C）和 FA-CHI-5-FAM（D）的紫外-可见吸收光谱；
　　　　(b) 5-FAM 的标准曲线；(c) FA 的标准曲线；(d) ZIF-8（A）和
　　　　ZIF-8/5-FU@FA-CHI-5-FAM（B）的热重曲线

### 2.1.3　ZIF-8/5-FU@FA-CHI-5-FAM 的荧光成像和药物释放性能研究

图 2-7 是 5-FAM 和 ZIF-8/5-FU@FA-CHI-5-FAM 的荧光光谱图。5-FAM 在其特征激发波长（437 nm）的激发下，可以发射出明显的绿光，其最大发射峰位于 518 nm。ZIF-8/5-FU@ FA-CHI-5-FAM 的激发和发射光谱与 5-FAM 类似，其在 441 nm 的激发波长下，可以发射出最大发射峰位于 520 nm 处的绿光，可能是由于 CHI 和 5-FAM 的复合作用，使得 ZIF-8/5-FU@ FA-CHI-5-FAM 的发射峰发生了红移。以上结果表明，后修饰荧光试剂 5-FAM 后，ZIF-8/5-FU @ FA-CHI-5-FAM 可以发射明显的绿光，具有生物荧光成像的能力。此外，大部分癌细胞的细胞表面都有大量的 FA 受体，可以与 FA 特异性结合，因此后修饰 FA 后，ZIF-8/5-FU@ FA-CHI-5-FAM 具有靶向识别癌细胞的潜力。图 2-8 是 ZIF-8/5-FU @ FA-CHI-5-FAM 在细胞内的荧光成像图。ZIF-8/5-FU @ FA-CHI-5-FAM 在与胃癌细胞 MGC-803 共同孵育 2 h 后，大量的 ZIF-8/5-FU@ FA-CHI-5-FAM 可以进入 MGC-803 胃癌细胞内，并且呈现出强烈的绿色荧光。然而，ZIF-8/5-FU@FA-CHI-5-FAM 在与正常细胞 HASMC 共同孵育 2 h 后，只有少量的 ZIF-8/5-FU@FA-CHI-5-FAM 可以进入 HASMC 平滑肌细胞内，呈现出极其微弱的荧光。同时，ZIF-8/5-FU@CHI-5-FAM 在与胃癌细胞 MGC-803 共同孵育 2 h 后，只有极少量的 ZIF-8/5-FU @ CHI-5-FAM 可以进入 MGC-803 细胞内。以上结果表明后修饰 FA 后，ZIF-8/5-FU @FA-CHI-5-FAM 具有靶向识别癌细胞以及生物荧光成像的能力。

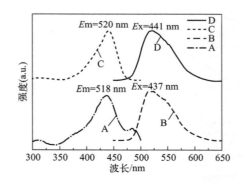

**图 2-7　（A、B）5-FAM 的激发和发射光谱；**
**（C、D）ZIF-8/5-FU@FA-CHI-5-FAM 的激发和发射光谱**

利用 MTT 法研究了 ZIF-8@ FA-CHI-5-FAM、ZIF-8/5-FU @ FA-CHI-5-FAM 和 5-FU 对于 MGC-803 胃癌细胞和 HASMC 平滑肌细胞的生物毒性，其结果如图 2-9（a）和图 2-9（b）所示。当 ZIF-8@FA-CHI-5-FAM，ZIF-8/5-FU@

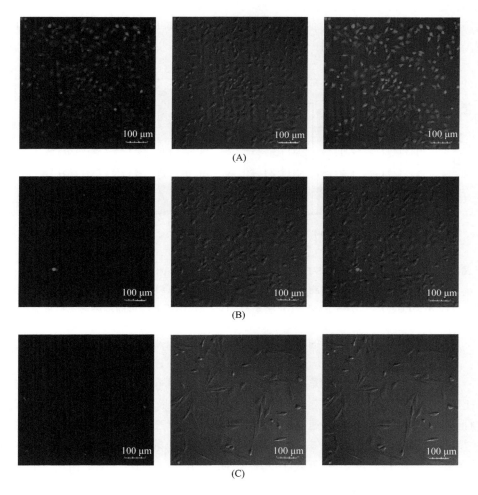

图 2-8 （A）ZIF-8/5-FU@FA-CHI-5-FAM 与 MGC-803 胃癌细胞作用的成像图片；

（B）ZIF-8/5-FU@FA-CHI-5-FAM 与 HASMC 平滑肌细胞作用的成像图片；

（C）ZIF-8/5-FU@CHI-5-FAM 与 MGC-803 胃癌细胞作用的成像图片

FA-CHI-5-FAM 和 5-FU 的浓度高达 200 $\mu$g/mL，与 HASMC 细胞作用 48 h 后，HASMC 细胞的存活率依然可以超过 80%，表明 ZIF-8/5-FU @FA-CHI-5-FAM 具有很好的生物相容性，可在生物体内应用。当 ZIF-8@FA-CHI-5-FAM 的浓度为 200 $\mu$g/mL，与 MGC-803 作用 48 h 后，MGC-803 细胞存活率为 80%。然而，当 ZIF-8/5-FU@FA-CHI-5-FAM 的浓度为 200 $\mu$g/mL，与 MGC-803 作用 48 h 后，MGC-803 细胞存活率仅仅为 55%。该结果与抗癌药物 5-FU 对癌细胞 MGC-803 产生的生物毒性结果类似。当 5-FU 的浓度为 200 $\mu$g/mL，MGC-803

的细胞存活率为 45％。以上结果说明，ZIF-8/5-FU @FA-CHI-5-FAM 对于正常细胞伤害很小，而由于 FA 的靶向作用和抗癌药物 5-FU 的释放，ZIF-8/5-FU@FA-CHI-5-FAM 对癌细胞产生了明显的毒性。

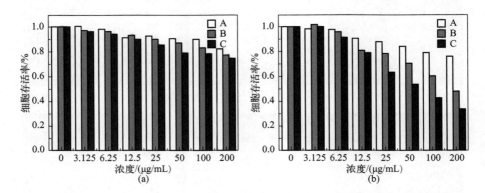

图 2-9　(a) ZIF-8@FA-CHI-5-FAM（A）、ZIF-8/5-FU@FA-CHI-5-FAM（B）和 5-FU（C）对 HASMC 平滑肌细胞的生物毒性图；(b) ZIF-8@FA-CHI-5-FAM（A）、ZIF-8/5-FU@FA-CHI-5-FAM（B）和 5-FU（C）对 MGC-803 胃癌细胞的生物毒性图

通过图 2-10（a）所示的氮气吸附脱附曲线可以得出，由于其独特的中空结构，ZIF-8 的比表面积（Brunauer-Emmett-Teller，BET）高达 1596 m²/g。此外，在不同 pH 值的 PBS 缓冲溶液（pH = 7.4 和 pH = 5）中研究了 ZIF-8/5-FU@FA-CHI-5-FAM 中 5-FU 的释放行为，其结果如图 2-10（b）所示。随着时间的增加，5-FU 的释放速度逐渐变缓，主要分为三个阶段：①突然释放阶段，主要是由于负载于 ZIF-8/5-FU @FA-CHI-5-FAM 表面的 5-FU 的释放引起；②平稳释放阶段，主要是负载于 ZIF-8/5-FU@FA-CHI-5-FAM 孔道外围的 5-

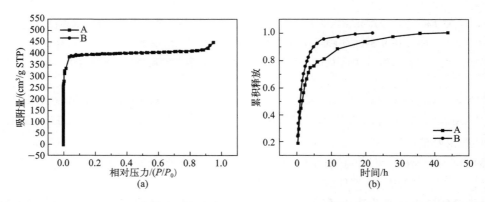

图 2-10　(a) ZIF-8 的氮气吸附脱附曲线；(b) ZIF-8/5-FU@FA-CHI-5-FAM 的药物释放曲线

FU 的释放；③缓慢释放阶段，主要是负载于 ZIF-8/5-FU@FA-CHI-5-FAM 孔道深处和空腔中的 5-FU 的释放。当 pH 为 7.4 时，其释放时间长达 45 h，然而当 pH 为 5 时，其释放时间仅仅为 21 h。产生这种现象的原因是 ZIF-8 在酸性条件下结构不稳定，骨架容易坍塌，从而加速了药物的释放。综上所述，ZIF-8/5-FU@FA-CHI-5-FAM 具有高的载药率和 pH 可控药物释放行为。

## 2.2 Al-MOFs 基荧光药物载体

### 2.2.1 RhB@Al-MOFs 的制备

MOFs 的晶格孔径小于 2 nm，从而限制了 MOFs 对于大分子药物的有效负载。因此需要在传统的 MOFs 结构中形成一些较大的孔隙，以增加其对于大分子药物的负载能力[42-44]。一旦介孔被引入到原始微孔 MOFs 结构中，所形成的多级孔 MOFs（H-MOFs）将可以同时负载大分子药物和小分子药物，为其进一步的生物应用奠定了基础。然而目前 H-MOFs 的研究开展还较少，大多是通过复杂的硬模板、软模板和间接模板法合成[45-48]。采用简单的一步法合成策略合成 H-MOFs 的研究很少。同时，制备兼具荧光成像能力和药物释放能力的 H-MOFs 尚存在较大的困难。针对上述问题，在本节中，我们通过一步法合成了兼具荧光成像能力和药物释放能力的 H-MOFs。

由 Al 和 2-氨基对苯二甲酸自组装而成的 Al-MOFs 具有孔径大、水稳定性好等优点，是一种较为理想的药物载体[49-53]。罗丹明 B（RhB），是一种常用的荧光试剂，可以发射出强烈的红色荧光，荧光量子产率高，水溶性好，稳定性好，可被用于生物成像[54-55]。5-氟尿嘧啶（5-FU）作为临床应用的抗癌药之一，已经广泛应用于治疗多种肿瘤[56,57]。盐酸四环素（TCH）是一种广谱抗生素，具有抗炎症和抗菌等多种作用，是一种常用的消炎药[58]。5-FU 和 TCH 的结构如图 2-11（A）和图 2-11（B）所示。因此，本节中我们选用 5-FU 小分子药物和 TCH 大分子药物作为模型药物来探究多级孔 MOFs 的载药和药物释放行为。

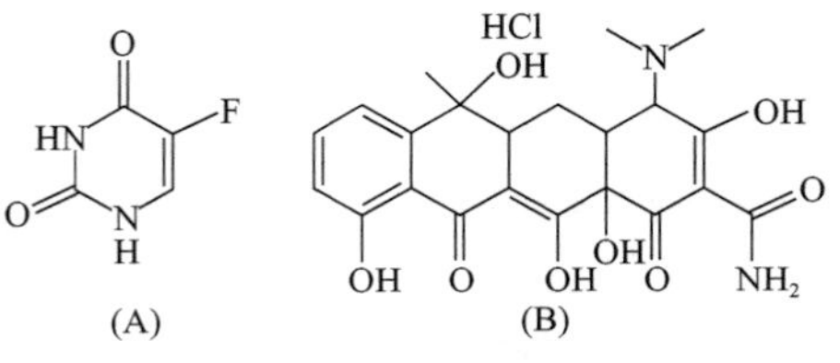

图 2-11　（A）5-FU 的结构示意图；（B）TCH 的结构示意图

基于以上背景，本节利用 RhB 作为荧光成像试剂和模板试剂，通过一步法成功地合成了荧光 H-MOFs（图 2-12）。实验结果表明，合成的荧光 H-MOFs 稳定性好、生物相容性好，可以发射出强烈的红光而在细胞内荧光成像。由于在其结构中同时存在介孔和微孔，该 H-MOFs 可以同时负载大分子药物 TCH 和小分子药物 5-FU 并表现出理想的药物释放行为。总而言之，本节中首次利用一步法合成了具有多级孔结构的 H-MOFs，用于药物负载和荧光成像。

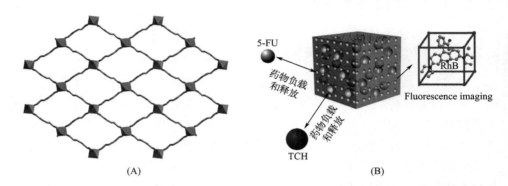

图 2-12　（A）Al-MOFs 的结构示意图；（B）RhB@Al-MOFs/5-FU/TCH 的合成示意图

合成 H-MOFs：利用一步法合成了 RhB@Al-MOFs 荧光多级孔 MOFs。将 0.72 g AlCl$_3$·6H$_2$O 和 0.02 g RhB 分散于 15 mL 二次水中，搅拌 30 min。随后，在上述溶液中加入 0.54 g 2-氨基对苯二甲酸（NH$_2$-H$_2$BDC），继续搅拌 30 min，得到溶液 A。将 0.72 g 尿素用 15 mL 二次水溶解，得到溶液 B。将溶液 B 滴加到溶液 A 中，在 100℃下继续搅拌 24 h。冷却至室温后，收集所得产物，用去离子水洗涤多次，最后在 70℃的空气中干燥。

体外细胞毒性实验：利用 MTT 比色法检测 RhB@Al-MOFs 的细胞毒性。将平滑肌细胞 HASMC 和胃癌细胞 MGC-803 以每孔 104 个细胞的密度接种到 96 孔板上，在 5% CO$_2$，37℃条件下培养 24 h。然后将不同浓度的 RhB@Al-MOFs 溶液分别加入到 96 孔板中。其在培养基中的浓度梯度设定为 0、6.25、12.5、25、50、100 和 200 μg/mL。继续培养 24 h 后移除培养基，将 20 μL 的 MTT 溶液加入到每个孔中并在培养箱中培养 4 h，最后加入 150 μL 二甲基亚砜（DMSO），振荡 10 min 后用酶标仪在 630 nm 处测试其吸光度值。细胞存活率可以通过以下公式计算：细胞存活率（%）= 实验组的吸光度值/对照组的吸光度值×100%。

体外细胞荧光成像实验：将 MGC-803 胃癌细胞和 HASMC 平滑肌细胞分别接种在 6 孔板上，过夜培养后，将 RhB@Al-MOFs 加入到培养 MGC-803 细胞和 HASMC 细胞的孔中。继续培养 2 h 后，用磷酸缓冲液（PBS，pH7.4）冲洗细胞三次。最后在 473 nm 激发波长下用激光共聚焦显微镜（OLYMPUS，IX81）对细胞成像。

生物组织分布实验：通过腹腔注射，向裸鼠注射 RhB@Al-MOFs，其注射浓度为 10 mg/kg。在注射 0 h、12 h、24 h 后，收集小鼠的各个组织（胃、心、肝、脑、脾、肾和肺），并在 IVIS（IuminaⅡ）荧光显微镜上离体成像，同时收集荧光信号强度。RhB@Al-MOFs 在各个组织中的分布可以表达为：各个组织的荧光强度/各个组织的荧光强度的总和。

RhB@Al-MOFs/5-FU/TCH 的合成：将 0.1 g RhB@Al-MOFs、0.1 g 5-FU 和 0.1 g TCH 加入 50.0 mL 二次水中，超声混合均匀后在室温下搅拌 48 h。离心分离，将所得产物用水洗涤数次直至上清液的紫外可见吸收光谱中无 5-FU 和 TCH 的吸收。

RhB@Al-MOFs/5-FU/TCH 的药物释放行为研究：将 50 mg 的 RhB@Al-MOFs/5-FU/TCH 置于截留量为 3500 的透析袋中，然后将该透析袋与 10 mL pH 为 7.4 的磷酸缓冲溶液（PBS）一起置于 50 mL 的离心管中，于 37℃ 下进行 5-FU 和 TCH 的释放。每隔一段时间，取 2 mL 溶液测其在 248 nm 和 265 nm 处的紫外吸光度值，其 5-FU 和 TCH 的释放量可以通过以下公式计算：5-FU 的释放率（%）= 已释放的 5-FU 的量/5-FU 的总量×100%；TCH 的释放率（%）= 已释放的 TCH 的量/TCH 的总量×100%。

## 2.2.2 RhB@Al-MOFs 的结构表征

利用扫描电子显微镜（SEM）观察合成的 Al-MOFs 和 RhB@Al-MOFs 的形貌，如图 2-13 所示。Al-MOFs 和 RhB@Al-MOFs 均具有良好的分散性、呈球形，其平均粒径约为 250 nm［图 2-13（A）和图 2-13（C）］。图 2-13（B）和图 2-13（D）是 Al-MOFs 和 RhB@Al-MOFs 的高倍 SEM 图。显而易见，Al-MOFs 的表面光滑且没有明显的孔隙，而 RhB@Al-MOFs 表面粗糙，具有明显的孔洞。Al-MOFs 和 RhB@Al-MOFs 的粉末 X 射线衍射（PXRD）谱图［图 2-14（a）］表明，Al-MOFs 的衍射峰与模拟谱图一致，此外，RhB@Al-MOFs 的衍射峰峰位也与 Al-MOFs 的峰位基本保持一致，峰形变宽，没有出现其他杂峰。这些结果表明，RhB 可以在不破坏 Al-MOFs 晶格结构的情况下调节 Al-MOFs 的孔径大小。具体而言，RhB 在初始阶段可与 $Al^{3+}$ 形成弱配位键。当加入配体 $NH_2-H_2BDC$ 后，$Al^{3+}$ 和 RhB 的弱作用被破坏，随后 $Al^{3+}$ 与 $NH_2-H_2BDC$ 形成稳定的配位键生成 Al-MOFs。在这个过程中，RhB 分子被封装在 Al-MOFs 的框架中同时产生多级孔。图 2-14（b）是 Al-MOFs、RhB 和 RhB@Al-MOFs 的红外光谱图（FTIR）。在 Al-MOFs 和 RhB 的 FTIR 谱图中，1590 $cm^{-1}$ 处是苯环的振动吸收峰。在 RhB 的 FTIR 谱图中，1700 $cm^{-1}$ 处的吸收峰

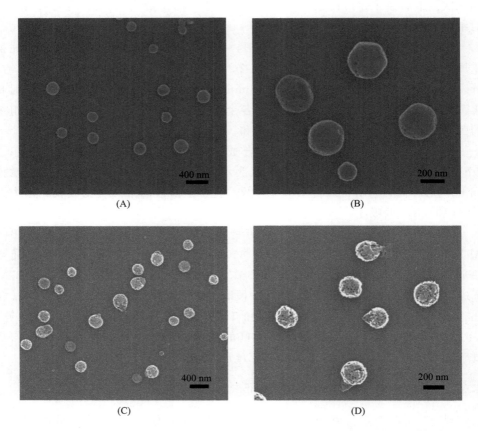

图 2-13　(A、B) Al-MOFs 的扫描电镜图；(C、D) RhB@Al-MOFs 的扫描电镜图

是 COOH 的 C＝O 伸缩振动吸收。在 Al-MOFs 的 FTIR 谱图中，1067 cm$^{-1}$ 处是 Al-O 的振动吸收峰。在 RhB@Al-MOFs 的 FTIR 谱图中，C＝O 和 Al-O 的特征吸收峰分别偏移到 1686 cm$^{-1}$ 和 1005 cm$^{-1}$，表明 RhB 和 Al$^{3+}$ 之间存在弱作用。Al-MOFs、RhB 和 RhB@Al-MOFs 的固体紫外可见吸收光谱图表明 RhB@Al-MOFs 在 365 nm 和 558 nm 处有两个不同的吸收峰，分别归属于 Al-MOFs 和 RhB 的固体紫外吸收峰，如图 2-14（c）所示。图 2-14（d）是 Al-MOFs 和 RhB@Al-MOFs 的热重曲线图。由于 RhB 的存在，RhB@Al-MOFs 显示了更明显的失重，根据计算，RhB 在 RhB@Al-MOFs 上的负载率大约为 10％。

　　图 2-15 是 Al-MOFs 和 RhB@Al-MOFs 的氮气吸附脱附曲线。Al-MOFs 的氮气吸附脱附曲线是 IV 型等温线，是典型的微孔材料。而 RhB@Al-MOFs 的氮气吸附脱附曲线在相对低的 $P/P_0$ 压力下是 I 型等温线，在相对高的 $P/P_0$ 下是典型的 IV 型等温线，表明 RhB@Al-MOFs 中同时存在微孔和介孔。由于形成了

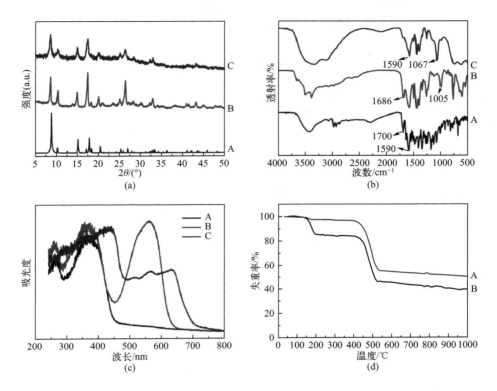

图 2-14　(a) Al-MOFs 的单晶模拟谱图（A）、Al-MOFs 的 PXRD 谱图（B）和 RhB@Al-MOFs 的 PXRD 谱图（C）；(b) RhB 的红外光谱图（A）、RhB@Al-MOFs 的红外光谱图（B）和 Al-MOFs 的红外光谱图（C）；(c) Al-MOFs 的固体紫外可见吸收光谱图（A）、RhB@Al-MOFs 的固体紫外吸收光谱图（B）和 RhB 的固体紫外可见吸收光谱图（C）；(d) Al-MOFs 的热重曲线（A）和 RhB@Al-MOFs 的热重曲线（B）

多级孔结构，RhB@Al-MOFs 的比表面积为 231.8 $m^2/g$。而 Al-MOFs 的比表面积仅仅为 86.8 $m^2/g$。根据 Barrett-Joyner-Halenda（BJH）来计算孔径分布，结果如图 2-16 所示（图中 1Å＝$10^{-10}$ m）。Al-MOFs 中孔的孔径主要在 1.8 nm。RhB@Al-MOFs 中孔的孔径分布比较广泛，为 1 nm、1.3 nm、1.4 nm、2 nm、3.8 nm 和 10.5 nm。以上结果表明一步法合成的 RhB@Al-MOFs 具有多级孔结构。图 2-17 是 RhB 和 RhB@Al-MOFs 的固体荧光光谱图。在 375 nm 的激发光下，由于浓度猝灭效应，固体 RhB 没有明显的发射峰。然而，在 375 nm 的激发光下，RhB@Al-MOFs 的发射光谱在 458 nm 和 610 nm 处有两个最大值，属于典型的 RhB 的发射峰。以上结果表明，RhB 以单分散形式存在于 Al-MOFs 中且合成的 RhB@Al-MOFs 可以发射出强烈的红色荧光用于生物成像。

为了验证 RhB@Al-MOFs 的生物成像能力，我们进行了细胞成像实验，结

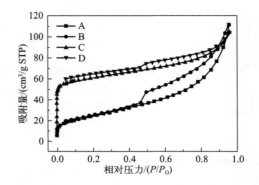

图 2-15　（A）Al-MOFs 的氮气吸附曲线；（B）Al-MOFs 的氮气脱附曲线；

（C）RhB@Al-MOFs 的氮气吸附曲线；（D）RhB@Al-MOFs 的氮气脱附曲线

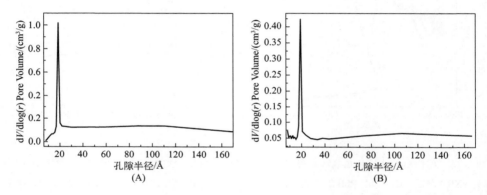

图 2-16　（A）Al-MOFs 的孔径分布图；（B）RhB@Al-MOFs 的孔径分布图

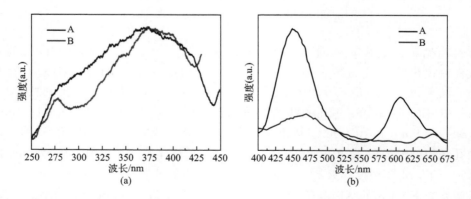

图 2-17　（a）RhB@Al-MOFs 的固体激发光谱（A）和 RhB 的固体激发光谱（B）；

（b）RhB@Al-MOFs 的固体发射光谱（A）和 RhB 的固体发射光谱（B）

果如图 2-18 所示。显而易见，RhB@Al-MOFs 既可以进入平滑肌细胞 HASMC 内，也可以进入胃癌细胞 MGC-803 内，并且呈现出强烈的红色荧光。此外，利用 MTT 法探究了 RhB@Al-MOFs 对于 HASMC 细胞和 MGC-803 细胞的生物毒性，其结果如图 2-19 所示。当 RhB@Al-MOFs 的浓度为 200 μg/mL，与 HASMC 细胞和 MGC-803 细胞作用 24 h 后，HASMC 细胞和 MGC-803 细胞的存活率依然可以超过 80%，表明 RhB@Al-MOFs 具有较好的生物相容性，可以

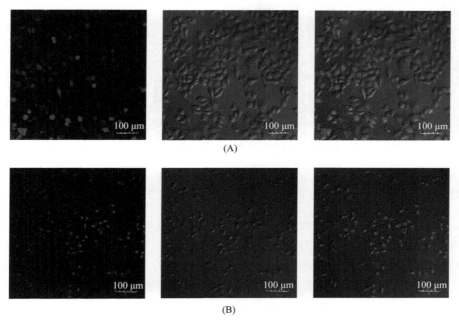

**图 2-18** **（A）RhB@Al-MOFs 在 MGC-803 胃癌细胞中的成像图片；**
**（B）RhB@Al-MOFs 在 HASMC 平滑肌细胞中的成像图片**

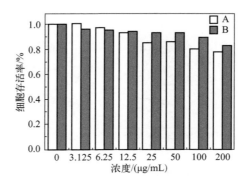

**图 2-19** **（A）RhB@Al-MOFs 对 HASMC 平滑肌细胞的生物毒性图；**
**（B）RhB@Al-MOFs 对 MGC-803 胃癌细胞的生物毒性图**

在生物体内应用。图 2-20 是 RhB@Al-MOFs 的生物组织分布图，在腹腔注射 RhB@Al-MOFs 12 h 后，可在小鼠离体的各个组织中观察到明显的荧光增强。在注射 24 h 后，由于代谢作用，所有的荧光信号都变弱。这些结果表明，RhB@Al-MOFs 可以在活体内荧光成像。

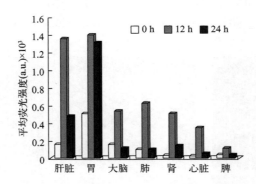

图 2-20　RhB@Al-MOFs 的生物组织分布图

## 2.2.3　RhB@Al-MOFs 的荧光成像和药物释放性能研究

由于 RhB@Al-MOFs 的多级孔结构，其可以同时负载大分子药物 TCH 和小分子药物 5-FU。图 2-21 是 TCH、5-FU、RhB@Al-MOFs 和 RhB@Al-MOFs/5-FU/TCH 的红外光谱（FTIR）图。显而易见，RhB@Al-MOFs/5-FU/TCH 的 FTIR 谱图中包含了 TCH、5-FU 和 RhB@Al-MOFs 的特征峰。且 RhB@Al-MOFs/5-FU/TCH 的 PXRD 谱图表明负载 TCH 和 5-FU 后，其晶体结构仍保持完整并未被破坏，如图 2-22 所示。同时，根据 TCH［图 2-23（a）］

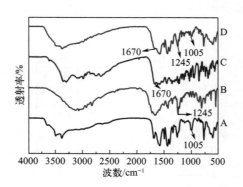

图 2-21　（A）RhB@Al-MOFs 的红外光谱图；（B）5-FU 的红外光谱图；
（C）TCH 的红外光谱图；（D）RhB@Al-MOFs/5-FU/TCH 的红外光谱图

和 5-FU ［图 2-23 （b）］ 的标准曲线可以推算出 TCH 和 5-FU 在 RhB@Al-MOFs/5-FU/TCH 的负载率分别为 9% 和 14%。

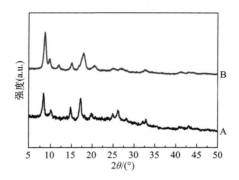

**图 2-22 （A） RhB@Al-MOFs 的 PXRD 谱图；（B） RhB@Al-MOFs/5-FU/TCH 的 PXRD 谱图**

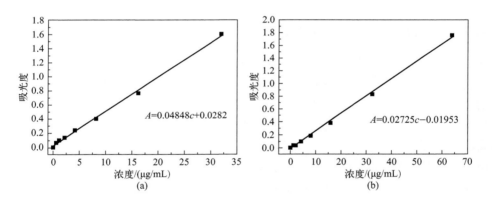

**图 2-23 （a） 5-FU 的标准曲线；（b） TCH 的标准曲线**

图 2-24 是 5-FU ［图 2-24 （a）］ 和 TCH ［图 2-24 （b）］ 在 pH 为 7.4 的 PBS 溶液中的药物释放曲线。TCH 和 5-FU 的释放可分为两个阶段：①平稳释放阶段，主要是负载于 RhB@Al-MOFs/5-FU/TCH 孔道外围的 5-FU 和 TCH 的释放；②缓慢释放阶段，主要是来源于 RhB@Al-MOFs/5-FU/TCH 孔道深处的 5-FU 和 TCH 的释放。由于 TCH 分子较大，一般负载于 RhB@Al-MOFs/5-FU/TCH 的较大的孔道中，与孔道的作用相对较弱，释放时间为 15 h，而小分子药物 5-FU 一般载于 RhB@Al-MOFs/5-FU/TCH 的小的孔道中，与孔道有相对较强的作用力，释放时间长达 30 h。上述结果表明，RhB@Al-MOFs 可以同时负载大分子药物和小分子药物并表现出理想的药物释放行为。

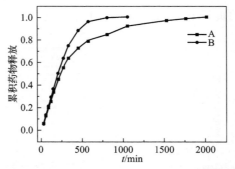

图 2-24　（A）RhB@Al-MOFs/5-FU/TCH 中 5-FU 在磷酸缓冲液中的药物释放曲线；
（B）RhB@Al-MOFs/5-FU/TCH 中 TCH 在磷酸缓冲液中的药物释放曲线

## 2.3　UiO-66-NH₂ 基荧光药物载体

### 2.3.1　UiO-66-NH₂-FA-5-FAM/5-FU 的制备

UiO-66-NH$_2$ 是由 Zr 和 2-氨基对苯二甲酸自组装而成的 MOFs，其孔径大、生物相容性好且其外围的氨基为 MOFs 的功能化提供了可能性[59-64]。药物载体的尺寸在其生物活体应用中起着关键作用。当药物载体的粒径大于 200 nm 时，通常会对细胞产生较强的毒性，而且容易被巨噬细胞识别并移除，从而降低了药物的递送效率，限制了其在生物领域的实际应用。当药物载体的粒径小于 100 nm 时，其可以顺利地在生物体内分布并在癌组织部位累积[65-70]。因此，本节中首次成功地合成了粒径范围为 20 ～ 200 nm 的 UiO-66-NH$_2$，将其用作药物载体。此外，MOFs 功能的单一性也极大地限制了临床应用，因此合成多功能 MOFs 得到了广泛关注。5-羧基荧光素（5-FAM）是一种常用的生物荧光素，可以发射出绿色荧光[39-40]。除此之外，5-FAM 分子上有大量的羧基可以与 UiO-66-NH$_2$ 表面上的氨基共价键合。因此，本节中选用 5-FAM 作为荧光探针构建可生物成像的多功能 MOFs。为了降低抗癌药物对正常细胞的毒性，进一步增强药物分子对肿瘤组织的特异性识别，我们将靶向试剂叶酸（FA）嫁接于该药物载体表面。大部分肿瘤细胞膜表面都有叶酸受体，可利用叶酸与叶酸受体的高度亲和性，达到靶向癌细胞的目的[30-33]。小分子抗癌药物 5-氟尿嘧啶（5-FU）是一种常用的抗癌药物，其可以破坏癌细胞的 DNA 和 RNA，诱导癌细胞死亡[56,57]。

基于以上背景，本节采用简单的水热法制备了粒径为 20 ～ 200 nm 的 UiO-66-NH$_2$ 粒子。所制备的 UiO-66-NH$_2$ 粒子具有理想的药物储存行为，同时其外围具有大量的氨基，可以通过脱水缩合反应将带有羧基的荧光试剂 5-FAM 和靶向试剂 FA 嫁接于 UiO-66-NH$_2$ 表面，得到 UiO-66-NH$_2$-FA-5-FAM/5-FU 多功能药物载体（图 2-25）。实验结果表明，UiO-66-NH$_2$-FA-5-FAM/5-FU 具有靶向识别癌细胞、细胞内荧光成像及活体荧光成像能力。此外，活体抗癌实验表明，由于 FA 的靶向作用和 5-FU 的持续释放，UiO-66-NH$_2$-FA-5-FAM/5-FU 表现出了明显的活体抑癌作用。

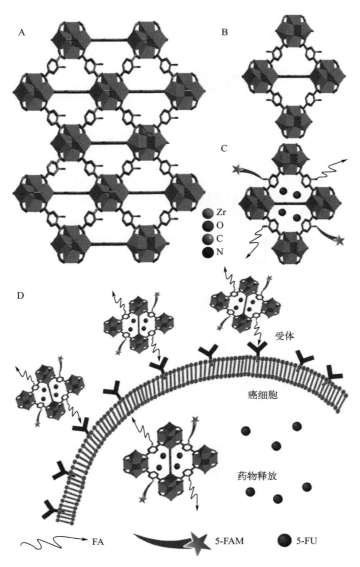

**图 2-25** （A、B）UiO-66-NH$_2$ 的结构示意图；（C）UiO-66-NH$_2$-FA-5-FAM/5-FU 的合成示意图；（D）UiO-66-NH$_2$-FA-5-FAM/5-FU 靶向癌细胞示意图

不同粒径的 UiO-66-NH$_2$ 的合成：根据文献[71]，经过改进，通过溶剂热法，成功地合成了粒径为 20～200 nm 的 UiO-66-NH$_2$ 粒子。将 0.048 g ZrCl$_4$、0.044 g 2-氨基对苯二甲酸（NH$_2$-H$_2$BDC）、一定量的无水醋酸和 0.095 g 苯甲酸加入到 12 mL 二甲基甲酰胺（DMF）中，并在 120℃下反应 24 h。冷却至室温后，将得到的产物离心分离，用 DMF 和蒸馏水洗涤数次，在 60℃下于真空烘箱中在干燥。为了探索苯甲酸的浓度对晶体大小的影响，在合成过程中，加入了不同质量的苯甲酸，分别为 0.095 g、0.19 g、0.38 g 和 0.76 g。UiO-66-NH$_2$/5-FU 的合成：将 0.1 g UiO-66-NH$_2$ 和 0.05 g 5-FU 加入 10.0 mL 二次蒸馏水中，超声混合均匀后在室温下搅拌 48 h。离心分离，将所得产物用水洗涤数次直至上清液的紫外可见吸收光谱中无 5-FU 的吸收峰。

UiO-66-NH$_2$-FA-5-FAM/5-FU 的制备：将 0.1 g UiO-66-NH$_2$/5-FU、0.2 g FA 和 0.2 g 5-FAM 加入 50 mL 5-FU 的饱和水溶液中，超声分散均匀后，为了实现氨基和羧基间的脱水缩合反应，将 0.1 g 脱水剂 1-乙基-(3-二甲基氨基丙基)-碳酰二亚胺盐酸盐（EDC）加入上述溶液并避光搅拌 16 h。产物离心分离并用二次水洗涤多次，最后在室温下干燥。根据 UiO-66-NH$_2$ 上 5-FU 负载效率的计算方法，根据 FA 和 5-FAM 的标准浓度曲线，FA 和 5-FAM 在 UiO-66-NH$_2$-FA-5-FAM/5-FU 复合材料上的嫁接效率分别为 1.9% 和 2.5%。为了探索 FA 的靶向作用，根据上述步骤合成了对比样品 UiO-66-NH$_2$-5-FAM/5-FU。

体外细胞毒性实验：利用 3-(4,5-二甲基噻唑-2)-2,5-二苯基四氮唑溴盐（MTT）比色法检测 UiO-66-NH$_2$-FA-5-FAM/5-FU 的细胞毒性。将肝细胞 HL-7702 和肝癌细胞 HepG-2 以每孔 $10^4$ 个细胞的密度接种到 96 孔板上，在 5% CO$_2$，37℃条件下培养 24 h。然后，将不同浓度的 UiO-66-NH$_2$-FA-5-FAM、UiO-66-NH$_2$-FA-5-FAM/5-FU 和 5-FU 溶液分别加入到 96 孔板中。其在培养基中的浓度梯度设定为 0、6.25、12.5、25、50、100 和 200 μg/mL。继续培养 48 h 后移除培养基，将 20 μL 的 MTT 溶液加入到每个孔中并在培养箱中培养 4 h，最后加入 150 μL 二甲基亚砜，振荡 10 min 后用酶标仪在 570 nm 处测试其吸光度值。

细胞存活率可以通过以下公式计算：细胞存活率（%）＝ 实验组的吸光度值/对照组的吸光度值×100%。体外细胞荧光成像实验：将 HepG-2 肝癌细胞和 HL-7702 肝细胞分别接种在 6 孔板上，过夜培养后，将 UiO-66-NH$_2$-FA-5-FAM/5-FU 加入到培养 HepG-2 肝癌细胞和 HL-7702 肝细胞的孔中。将 UiO-66-NH$_2$-5-FAM/5-FU 加入到培养 HepG-2 细胞的孔中，粒子在培养基中的浓度 0.2 mg/mL。继续培养 2 h 后，用磷酸缓冲液（PBS，pH＝7.4）冲洗细胞三次。最后在 473 nm 激发波长下用激光共聚焦显微镜（OLYMPUS，IX81）对细胞成像。

生物组织分布实验：通过腹腔注射，向荷瘤的裸鼠注射 UiO-66-NH$_2$-FA-5-FAM/5-FU，其注射浓度为 10 mg/kg。在注射 0、12、24 h 后，收集小鼠的各个组织（肿瘤、胃、心、肝、脑、脾、肾和肺），并在 IVIS（Iumina Ⅱ）荧光显微镜上离体成像，同时收集荧光信号强度。UiO-66-NH$_2$-FA-5-FAM/5-FU 在各个组织中的分布可以表达为各个组织的荧光强度/各个组织荧光强度的总和。

活体抑癌实验：将 HepG2 细胞注射到裸鼠体内，生长一周后，将小鼠随机分为两组，分别腹腔注射 PBS 和 UiO-66-NH$_2$-FA-5-FAM/5-FU 溶液。继续生长 28 天，每隔 7 天测试肿瘤大小并记录。

UiO-66-NH$_2$-FA-5-FAM/5-FU 的药物释放行为研究：

将 50 mg 的 UiO-66-NH$_2$-FA-5-FAM/5-FU 粉末置于截留量为 3500 的透析袋中，然后将该透析袋和 10 mL pH 为 7.4 的 PBS 溶液一起置于 50 mL 的离心管中，于 37℃下进行 5-FU 的释放。每隔一段时间，取 2 mL 溶液测其在 265 nm 处的紫外吸光度值，其 5-FU 的释放量可以通过以下公式计算：5-FU 的释放率（％）＝ 已释放的 5-FU 的量/5-FU 的释放总量。

## 2.3.2　UiO-66-NH$_2$-FA-5-FAM/5-FU 的结构表征

通过扫描电子显微镜（SEM）来观察 UiO-66-NH$_2$ 的形貌和大小，结果如图 2-26（a）～（d）所示，得到的 UiO-66-NH$_2$ 形貌规整、粒径均一、分散性好。从（a）～（d），随着苯甲酸含量的增加，UiO-66-NH$_2$ 的粒径从 200 nm 减小到 20 nm，形貌由立方体逐渐变为球体。当加入苯甲酸的量为 0.095 g 时，合成的 UiO-66-NH$_2$ 的粒径为 200 nm。当加入苯甲酸的量为 0.19 g，其粒径为 100 nm，当加入苯甲酸的量为 0.38 g，其粒径为 50 nm，当加入苯甲酸的量为 0.76 g，其粒径为 20 nm。

尽管 UiO-66-NH$_2$ 的粒径逐渐减小，其晶体结构并没有发生改变。图 2-26（e）是不同粒径大小的 UiO-66-NH$_2$ 的粉末 X 射线衍射（PXRD）图谱，所有的谱图基本与模拟谱图一致，没有出现杂峰且主要衍射峰都比较强，说明得到的 UiO-66-NH$_2$ 纯度高、结晶度好。此外，不同粒径大小的 UiO-66-NH$_2$ 的傅里叶变换红外共振（FTIR）光谱和热重分析（TGA）曲线表明得到的 UiO-66-NH$_2$ 颗粒具有相似的 FTIR 光谱和一致的 TGA 曲线，如图 2-27（a）和（b）所示。以上结果表明，随着 UiO-66-NH$_2$ 粒径的减小，其晶体结构、组成成分和热稳定性并没有发生明显的变化。

基于以上讨论，选用粒径为 50 nm，分散性好的 UiO-66-NH$_2$ 作为基质合成多功能药物载体。图 2-28（a）是 UiO-66-NH$_2$、UiO-66-NH$_2$/5-FU 和 UiO-66-NH$_2$-FA-5-FAM/5-FU 的 PXRD 谱图。显而易见，UiO-66-NH$_2$/5-FU 和 UiO-66-NH$_2$-FA-5-FAM/5-FU 的衍射峰与 UiO-66-NH$_2$ 的衍射峰峰位基本一

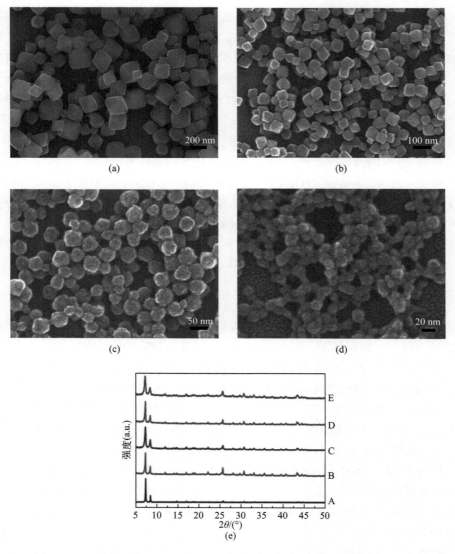

图 2-26 （a~d）不同粒径大小的 UiO-66-NH₂ 的 SEM 图；
（e）不同粒径大小的 UiO-66-NH₂ 的 PXRD 图

致，没有出现其他杂峰，说明 FA 和 5-FAM 的后修饰，5-FU 的负载对 UiO-66-NH₂ 的晶体结构几乎没有影响。图 2-28（b）是 5-FU、UiO-66-NH₂、5-FAM、FA 和 UiO-66-NH₂-FA-5-FAM/5-FU 的红外光谱（FTIR）图。在 FA 和 5-FAM 的 FTIR 谱图中，$1697 \ cm^{-1}$ 处的吸收峰来源于羧基的不对称振动吸收。在 UiO-66-NH₂ 的 FTIR 谱图中，$1657 \ cm^{-1}$ 是氨基的振动吸收峰。在 5-FU

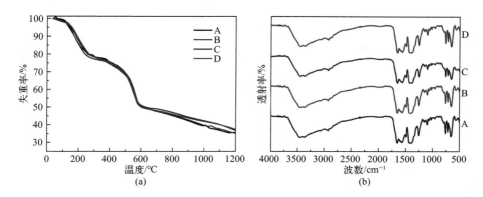

图 2-27　（a）不同粒径大小的 UiO-66-NH₂ 的热重曲线（A～D）；
（b）不同粒径大小的 UiO-66-NH₂ 的红外光谱图（A～D）

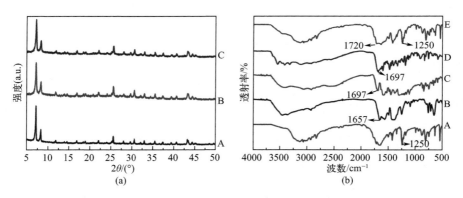

图 2-28　（a）UiO-66-NH₂（A）、UiO-66-NH₂/5-FU（B）和 UiO-66-NH₂-FA-5-FAM/5-FU（C）
的粉末 X 射线衍射图；（b）5-FU（A）、UiO-66-NH₂（B）、5-FAM（C）、FA（D）和
UiO-66-NH₂-FA-5-FAM/5-FU（E）的红外光谱图

的 FTIR 谱图中，1250 cm⁻¹ 是的 C—F 键的振动吸收峰。与 FA 和 5-FAM 的
FTIR 谱图相比，在 UiO-66-NH₂-FA-5-FAM/5-FU 的 FTIR 谱图中，1697 cm⁻¹
处羧基的振动吸收峰和 1650 cm⁻¹ 处的氨基的特征峰减弱，而 1720 cm⁻¹ 处出现
了酰胺的特征吸收峰，表明 FA 和 5-FAM 的羧基与 UiO-66-NH₂ 的氨基之间发
生了脱水缩合反应，形成了酰胺键。此外 UiO-66-NH₂-FA-5-FAM/5-FU 的 FT-
IR 谱图中包含了 UiO-66-NH₂、FA、5-FAM 和 5-FU 的特征吸收峰。同时，
UiO-66-NH₂-FA-5-FAM/5-FU 的固体紫外可见吸收光谱中也包含了 UiO-66-
NH₂、FA、5-FAM 和 5-FU 的所有特征峰，如图 2-29（a）所示。根据 FA
［图 2-29（b）］、5-FAM［图 2-29（c）］和 5-FU［图 2-29（d）］的标准曲线

可以推算出 UiO-66-NH₂-FA-5-FAM/5-FU 中 FA 的含量为 1.9%，5-FAM 的含量为 2.5%，5-FU 的含量为 26%。由于 5-FAM 和 FA 的后修饰、5-FU 的负载，与 UiO-66-NH₂ 相比，UiO-66-NH₂-FA-5-FAM/5-FU 的热重曲线呈现了更显著的失重，结果如图 2-30 所示。以上这些结果表明我们成功地合成了 UiO-66-NH₂-FA-5-FAM/5-FU 多功能药物载体。

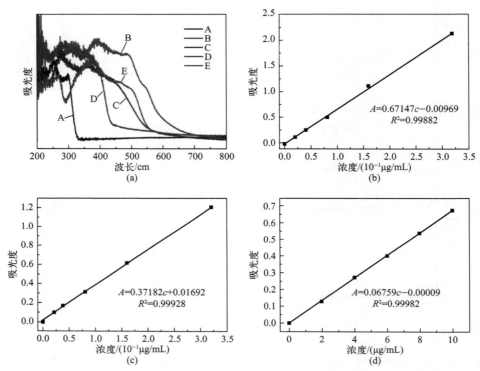

图 2-29　(a) 5-FU（A）、5-FAM（B）、FA（C）、UiO-66-NH₂（D）和 UiO-66-NH₂-FA-5-FAM/5-FU（E）的固体紫外可见吸收光谱；(b) FA 的标准曲线；(c) 5-FAM 的标准曲线；(d) 5-FU 的标准曲线

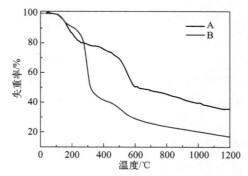

图 2-30　(A) UiO-66-NH₂ 的热重曲线；(B) UiO-66-NH₂-FA-5-FAM/5-FU 的热重曲线

### 2.3.3　UiO-66-NH$_2$-FA-5-FAM/5-FU 的荧光成像和药物释放性能研究

经 5-FAM 后修饰，UiO-66-NH$_2$-FA-5-FAM/5-FU 可发射出强烈的绿色荧光，其荧光光谱与 5-FAM 的荧光光谱类似。如图 2-31 所示，在 380 nm 的激发下，5-FAM 可以发射出绿色荧光，其最大发射波长位于 520 nm。在 480 nm 的激发下，UiO-66-NH$_2$-FA-5-FAM/5-FU 可以发射出最大发射波长位于 540 nm 的绿色荧光。显而易见，与 5-FAM 相比，UiO-66-NH$_2$-FA-5-FAM/5-FU 的激发和发射峰均发生了红移，这个现象可能是由 5-FAM 与 UiO-66-NH$_2$ 的脱水缩合作用而引起的。为了验证 UiO-66-NH$_2$-FA-5-FAM/5-FU 的生物荧光成像能力，我们进行了体外细胞成像实验，结果如图 2-32 所示。UiO-66-NH$_2$-FA-5-FAM/5-FU 在与肝癌细胞 HepG-2 共同孵育 2 h 后，大量的 UiO-66-NH$_2$-FA-5-FAM/5-FU 可以进入 HepG-2 细胞内，并且呈现出明亮的绿色荧光。然而，UiO-66-NH$_2$-FA-5-FAM/5-FU 在与肝细胞 HL-7702 共同孵育 2 h 后，只有

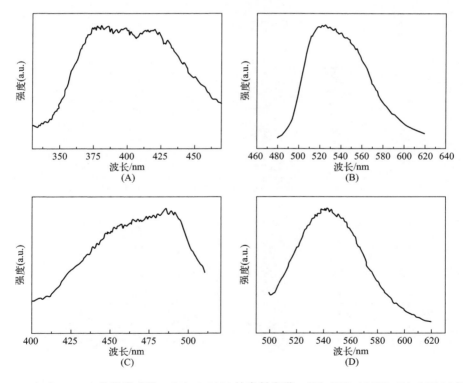

图 2-31 　（A）5-FAM 的激发光谱；（B）5-FAM 的发射光谱；（C）UiO-66-NH$_2$-FA-5-FAM/5-FU 的激发光谱；（D）UiO-66-NH$_2$-FA-5-FAM/5-FU 的发射光谱

少量的 UiO-66-NH$_2$-FA-5-FAM/5-FU 可以进入 HL-7702 细胞内, 呈现出极其微弱的荧光。同时, 未嫁接靶向试剂的 UiO-66-NH$_2$-5-FAM/5-FU 在与肝癌细胞 HepG-2 共同孵育 2 h 后, 只有极少量的 UiO-66-NH$_2$-5-FAM/5-FU 可以进入 HepG-2 细胞内。由于大部分癌细胞的细胞表面都有大量的 FA 受体, 可以与 FA 特异性结合, 因此后修饰 FA 后, UiO-66-NH$_2$-FA-5-FAM/5-FU 具有靶向识别癌细胞的能力。此外, 5-FAM 可以发射出绿色荧光, 因此后修饰 5-FAM 后, UiO-66-NH$_2$-FA-5-FAM/5-FU 也可以发射出绿色荧光。综上所述, UiO-66-NH$_2$-FA-5-FAM/5-FU 具有靶向识别癌细胞并在细胞内荧光成像的能力。

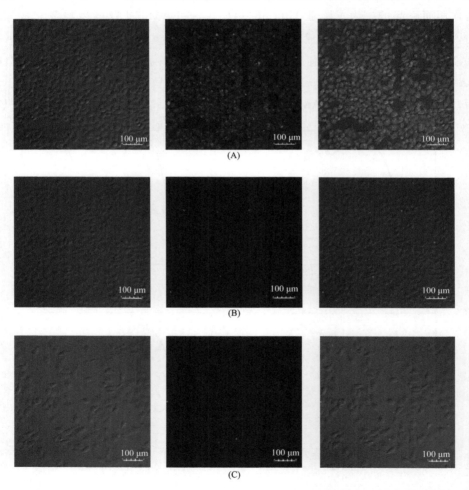

图 2-32 (A) UiO-66-NH$_2$-FA-5-FAM/5-FU 在 HepG-2 肝癌细胞中的成像图片;
(B) UiO-66-NH$_2$-5-FAM/5-FU 在 HepG-2 肝癌细胞中的成像图片;
(C) UiO-66-NH$_2$-FA-5-FAM/5-FU 在 HL-7702 肝细胞中的成像图片

图 2-33 是 UiO-66-NH$_2$-FA-5-FAM/5-FU 的生物组织分布图，在腹腔注射 UiO-66-NH$_2$-FA-5-FAM/5-FU 12 h 后，可在小鼠离体的各个组织中观察到明显的荧光增强，并且在肿瘤区的荧光更强。在注射 24 h 后，由于代谢作用，所有的荧光信号都变弱。这些结果表明，UiO-66-NH$_2$-FA-5-FAM/5-FU 可以在体内靶向识别癌组织并呈现强烈的绿色荧光用于生物成像。

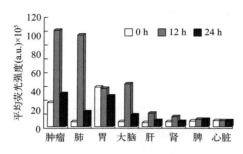

**图 2-33　UiO-66-NH$_2$-FA-5-FAM/5-FU 的生物组织分布图**

利用 MTT 法研究了 UiO-66-NH$_2$，UiO-66-NH$_2$-FA-5-FAM/5-FU 和 5-FU 对于 HepG-2 细胞和 HL-7702 细胞的生物毒性，其结果如图 2-34 (a) 和图 2-34 (b) 所示。当 UiO-66-NH$_2$、UiO-66-NH$_2$-FA-5-FAM/5-FU 和 5-FU 的浓度为 200 $\mu$g/mL，与 HL-7702 细胞作用 48 h 后，HL-7702 细胞的存活率依然可以超过 80%，表明 UiO-66-NH$_2$-FA-5-FAM/5-FU 具有很好的生物相容性，可以在生物体内应用。当 UiO-66-NH$_2$-FA-5-FAM 的浓度为 200 $\mu$g/mL，与 HepG-2 细胞作用 48 h 后，HepG-2 细胞存活率为 80%。然而，当 UiO-66-NH$_2$-FA-5-FAM/5-FU 的浓度为 200 $\mu$g/mL，与 HepG-2 细胞作用 48 h 后，HepG-2 细胞存活率仅仅为 57%。该结果与抗癌药物 5-FU 对癌细胞 HepG-2 产生的生物毒性结果类似，当 5-FU 的浓度为 200 $\mu$g/mL，HepG-2 细胞存活率为 43%。以上结果说明，UiO-66-NH$_2$-FA-5-FAM/5-FU 对于正常细胞伤害很小，而由于 FA 的靶向作用和抗癌药物 5-FU 的释放，UiO-66-NH$_2$-FA-5-FAM/5-FU 对癌细胞产生了明显的毒性。同时，活体抑癌实验表明，注射 UiO-66-NH$_2$-FA-5-FAM/5-FU 后，裸鼠癌组织的体积明显小于注射磷酸盐缓冲液（PBS）的裸鼠癌组织的体积，如图 2-34 (c) 和 (d) 所示。这些结果表明 UiO-66-NH$_2$-FA-5-FAM/5-FU 具有理想的活体抑癌效果。

图 2-34 (e) 是 UiO-66-NH$_2$-FA-5-FAM/5-FU 在 pH 为 7.4 的 PBS 溶液中的药物释放行为。随着时间的增加，5-FU 的释放速度逐渐变缓，主要分为两个阶段：①平稳释放阶段，主要来源于负载于 UiO-66-NH$_2$-FA-5-FAM/5-FU 表面的 5-FU 的释放和载于孔道外围的 5-FU 的释放。UiO-66-NH$_2$-FA-5-

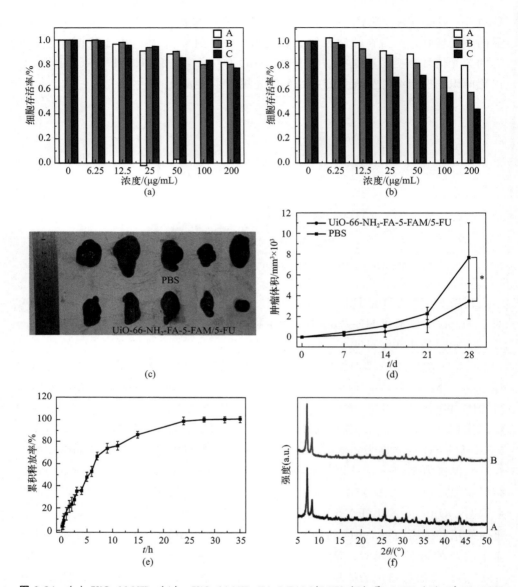

图 2-34 （a）UiO-66-NH$_2$（A）、UiO-66-NH$_2$-FA-5-FAM/5-FU（B）和 5-FU（C）对 HL-7702
细胞的生物毒性图；（b）UiO-66-NH$_2$（A）、UiO-66-NH$_2$-FA-5-FAM/5-FU（B）和 5-FU（C）
对 HepG-2 细胞的生物毒性图；（c）离体癌组织的光学照片；（d）癌症组织的生长曲线；
（e）UiO-66-NH$_2$-FA-5-FAM/5-FU 的药物释放曲线；（f）UiO-66-NH$_2$-FA-5-FAM/5-FU
的 PXRD 图（A）和药物释放完成后 UiO-66-NH$_2$-FA-5-FAM/5-FU 的 PXRD 图（B）

FAM/5-FU 表面的 5-FU 和孔道外围的 5-FU 与 UiO-66-NH$_2$-FA-5-FAM 的作用相对较弱，易于释放出来；②缓慢释放阶段，主要是负载于 UiO-66-NH$_2$-5-FAM/5-FU 孔道深处的 5-FU 的释放，其释放缓慢，需要较长的时间。UiO-66-NH$_2$-FA-5-FAM/5-FU 的药物释放时间长达 25 h，且药物释放完成后，UiO-66-NH$_2$-FA-5-FAM/5-FU 的结构依然保持完整性，如图 2-34（f）所示，表明 UiO-66-NH$_2$-FA-5-FAM/5-FU 的结构稳定性较好。综上所述，UiO-66-NH$_2$-FA-5-FAM/5-FU 的结构稳定性好，药物释放时间长，是较为理想的药物载体。

## 参考文献

[1] Giménez-Marqués M，Hidalgo T，Serre C，et al. Nanostructured Metal-organic Frameworks and Their Bio-related Applications [J]. Coordination Chemistry Reviews，2016，307：342-360.

[2] Gangu K K，Maddila S，Mukkamala S B，et al. A Review on Contemporary Metal-organic Framework Materials [J]. Inorganica Chimica Acta，2016，446：61-74.

[3] Sun Y，Zhou H C. Recent Progress in the Synthesis of Metal-organic Frameworks [J]. Science and Technology of Advanced Materials，2015，16：054202.

[4] Cai W，Chu C C，Liu G，et al. Metal-organic Framework-based Nanomedicine Platforms for Drug Delivery and Molecular Imaging [J]. Small，2015，11：4806-4822.

[5] Kuppler R J，Timmons D J，Fang Q R，et al. Potential Applications of Metal-organic Frameworks [J]. Coordination Chemistry Reviews，2009，253：3042-3066.

[6] Wang C，Liu D，Lin W. Metal-organic Frameworks as A Tunable Platform for Designing Functional Molecular Materials [J]. Journal of the American Chemical Society，2013，135：13222-13234.

[7] Bloch E D，Qeen W L，Krishna R，et al. Hydrocarbon Separations in A Metal-organic Framework with Open Iron（Ⅱ）Coordination Sites [J]. Science，2012，335：1606-1610.

[8] Ding N，Li H，Feng X，et al. Partitioning MOF-5 into Confined and Hydrophobic Compartments for Carbon Capture under Humid Conditions [J]. Journal of the American Chemical Society，2016，138：10100-10103.

[9] Wu P Y，Wang J，He C，et al. Luminescent Metal-Organic Frameworks for Selectively Sensing Nitric Oxide in an Aqueous Solution and in Living Cells [J]. Advanced Functional Materials，2012，22：1698-1703.

[10] Horcajada P，Gref R，Baati T，et al. Metal-Organic Frameworks in Biomedicine [J]. Chemical Reviews，2012，112：1232-1268.

[11] Horcajada P，Serre C，Vallet-Regí M，et al. Metal-organic Frameworks as Efficient Materials for Drug Delivery [J]. Angewandte Chemie International Edition，2006，45：5974-5978.

[12] Della R J，Liu D，Lin W. Nanoscale Metal-Organic Frameworks for Biomedical Imaging and Drug Delivery [J]. Accounts of Chemical Research，2011，44：957-968.

[13] Keskin S，Kizilel S. Biomedical Applications of Metal Organic Frameworks [J]. Industrial & Engineering Chemistry Research，2011，50：1799-1812.

[14] Babarao R，Jiang J. Unraveling the Energetics and Dynamics of Ibuprofen in Mesoporous Metal-Organic Frameworks [J]. The Journal of Physical Chemistry C，2009，113：18287-18291.

[15] James S L. Metal-organic frameworks [J]. Chemical Society Reviews，2003，32：276-288.

[16] Furukawa H K, Cordova E, O'Keeffe M, et al. The Chemistry and Applications of Metal-organic Frameworks [J]. Science, 2013, 341: 1230444-1-1230444-12.

[17] Kahn J S, Freage L, Enkin N, et al. Stimuli-responsive DNA-functionalized Metal-organic Frameworks (MOFs) [J]. Advanced Materials, 2017, 29: 1602782.

[18] Bag P P, Wang D, Chen Z, et al. Outstanding Drug Loading Capacity by Water Stable Microporous MOF: A Potential Drug Carrier [J]. Chemical Communications, 2016, 52: 3669-3672.

[19] Wang H N, Yang G S, Wang X L, et al pH-induced Different Crystalline Behaviors in Extended Metal-organic Frameworks based on the Same Reactants [J]. Dalton Transactions, 2013, 42: 6294-6297.

[20] Cooper L, Hidalgo T, Gorman M, et al. A Biocompatible Porous Mg-gallate Metal-organic Framework as An Antioxidant Carrier [J]. Chemical Communications, 2015, 51: 5848-5851.

[21] Zhong Y, Peng F, Bao F, et al. Large-scale Aqueous Synthesis of Fluorescent and Biocompatible Silicon Nanoparticles and Their Use as Highly Photostable Biological Probes [J]. Journal of the American Chemical Society, 2013, 135: 8350-8356.

[22] He Y, Zhong Y, Peng F, et al. One-pot Microwave Synthesis of Water-dispersible, Ultraphoto- and pH-stable, and Highly Fluorescent Silicon Quantum Dots [J]. Journal of the American Chemical Society, 2011, 133: 14192-14195.

[23] Moore T L, Wang F, Chen H, et al. Polymer-coated Radioluminescent Nanoparticles for Quantitative Imaging of Drug Delivery [J]. Advanced Functional Materials, 2014, 24: 5815-5823.

[24] Qiu F, Wang D L, Zhu Q, et al. Real-time Monitoring of Anticancer Drug Release with Highly Fluorescent Star-conjugated Copolymer as A Drug Carrier [J]. Biomacromolecules, 2014, 15: 1355-1364.

[25] Tan J C, Bennett T D, Cheetham A K. Chemical Structure, Network Topology, and Porosity Effects on the Mechanical Properties of Zeolitic Imidazolate Frameworks [J]. Proceedings of the National Academy of Sciences, 2010, 107: 9938-9943.

[26] Phan A, Doonan C J, Uriberomo F J, et al. Synthesis, Structure, and Carbon Dioxide Capture Properties of Zeolitic Imidazolate Frameworks [J]. Accounts of Chemical Research, 2010, 43: 58-67.

[27] An J Y, Geib S J, Rosi N L. Cation-Triggered Drug Release from a Porous Zinc-Adeninate Metal-Organic Framework [J]. Journal of the American Chemical Society, 2009, 131: 8376-8377.

[28] Zornoza B, Martinezjoaristi A, Serracrespo P, et al. Functionalized Flexible MOFs as Fillers in Mixed Matrix Membranes for Highly Selective Separation of $CO_2$ from $CH_4$ at Elevated Pressures [J]. Chemical Communications, 2011, 47: 9522-9524.

[29] Lee J, Farha O K, Roberts J, et al. Metal-organic Framework Materials as Catalysts [J]. Chemical Society Reviews, 2009, 38: 1450-1459.

[30] Stella B, Arpicco S, Peracchia M T, et al. Design of Folic Acid-Conjugated Nanoparticles for Drug Targeting [J]. European Journal of Pharmaceutical Sciences, 2000, 89, 1452-1464.

[31] Kamaly N, Thanou K M. Folate Receptor Targeted Bimodal Liposomes for Tumor Magnetic Resonance Imaging [J]. Bioconjugate Chemistry, 2009, 20: 648-655.

[32] Mauro N, Li Volsi A, Scialabba C, et al. Photothermal Ablation of Cancer Cells Using Folate-coated Gold/Grapheme Oxide Composite [J]. Current Drug Delivery, in press, DOI: 10.2174/ 1567201813666160520113804.

[33] Licciardi M, Li Volsi A, Mauro N, et al. Preparation and Characterization of Inulin Coated Gold Nanoparticles for Selective Delivery of Doxorubicin to Breast Cancer Cells [J]. Journal of Nanomaterials, 2016, 2078315.

[34] Thanou M, Verhoef J C, Junginger H E. Oral Drug Absorption Enhancement by Chitosan and Its Derivatives [J]. Advanced Drug Delivery Reviews, 2001, 52: 117-126.

[35] Agnihotri S A, Mallikarjuna N N. Aminabhavi T. M. Recent Advances on Chitosan-based Micro- and Nanoparticles in Drug Delivery [J]. Journal of Controlled Release, 2004, 100: 5-28.

[36] Qi L, Xu Z, Jiang X, et al. Preparation and Antibacterial Activity of Chitosan Nanoparticles [J]. Carbohydrate Research, 2004, 339: 2693-2700.

[37] Baldrick P. The Safety of Chitosan as A Pharmaceutical Excipient [J]. Regulatory Toxicology and Pharmacology, 2010, 56: 290-299.

[38] Zhou S, Li Y, Cui F, et al. Development of Multifunctional Folate-poly (ethylene glycol)-chitosan-coated $Fe_3O_4$ Nanoparticles for Biomedical Applications [J]. Macromolecular Research, 2014, 22: 58-66.

[39] Zhang P C, Lock L L, Cheetham A G, et al. Enhanced Cellular Entry and Efficacy of Tat Conjugates by Rational Design of the Auxiliary Segment [J]. Molecular Pharmaceutics, 2014, 11: 964-973.

[40] Ding X W, Cai K Y, Luo Z, et al. Biocompatible Magnetic Liposomes for Temperature Triggered Drug Delivery [J]. Nanoscale, 2012, 4: 6289-6292.

[41] Yang J, Zhang F J, Lu H Y, et al. Hollow Zn/Co ZIF Particles Derived from Core-Shell ZIF-67 @ZIF-8 as Selective Catalyst for the Semi-Hydrogenation of Acetylene [J]. Angewandte Chemie International Edition, 2015, 54: 10889-10893.

[42] He S, Chen Y F, Zhang Z C, et al. Competitive Coordination Strategy for the Synthesis of Hierarchical-pore Metal-organic Framework Nanostructures [J]. Chemical Science, 2016, 7: 7101-7105.

[43] Du X, Zhao C X, Zhou M Y, et al. Hollow Carbon Nanospheres with Tunable Hierarchical Pores for Drug, Gene, and Photothermal Synergisti Treatment [J]. Small, 2017, 13: 1602592.

[44] Wei Y, Parmentier T E, Zečević J. Tailoring and Visualizing the Pore Architecture of Hierarchical Zeolites [J]. Chemical Society Reviews, 2015, 44: 7234-7261.

[45] Dutta S, Wu K C W, Kimura T. Predictable Shrinkage during the Precise Design of Porous Materials and Nanomaterials [J]. Chemistry of Materials, 2015, 27: 6918-6928.

[46] Wan Y, Zhao D. On the Controllable Soft-templating Approach to Mesoporous Silicates [J]. Chemical Reviews, 2007, 107: 2821-2860.

[47] Qiu L, Xu G T, Li Z Q, et al. Hierarchically Micro- and Mesoporous Metal-Organic Frameworks with Tunable Porosity [J]. Angewandte Chemie International Edition, 2008, 47: 9487-9491.

[48] Bradshaw D, El-Hankari S, Lupica-Spagnolo L. Supramolecular Templating of Hierarchically Porous Metal-organic Frameworks [J]. Chemical Society Reviews, 2014, 43: 5431-5443.

[49] Lu T, Zhang L C, Sun M X, et al. Amino-Functionalized Metal-Organic Frameworks Nanoplates-Based Energy Transfer Probe for Highly Selective Fluorescence Detection of Free Chlorine [J]. Analytical Chemistry, 2016, 88: 3413-3420.

[50] Sun T J, Ren X Y, Hu J L, et al. Expanding Pore Size of Al-BDC Metal-Organic Frameworks as a Way to Achieve High Adsorption Selectivity for $CO_2/CH_4$ Separatio [J]. The Journal of Physical Chemistry C, 2014, 118: 15630-15639.

[51] Liu B J, Yang F, Zhou Y X, et al. Adsorption of Phenol and $p$-Nitrophenol from Aqueous Solutions on Metal-Organic Frameworks: Effect of Hydrogen Bonding [J]. Journal of Chemical and Engineering Data, 2014, 59: 1476-1482.

[52] Estevão B M, Miletto I, Marchesea L, et al. Optimized Rhodamine B Labeled Mesoporous Silica Nanoparticles as Fluorescent Scaffolds for the Immobilization of Photosensitizers: A Theranostic

Platform for Optical Imaging and Photodynamic Therapy [J]. Physical Chemistry Chemical Physics, 2016, 18: 9042-9052.

[53] Couck S, Denayer J F M, Baron G V, et al. An Amine-Functionalized MIL-53 Metal-Organic Framework with Large Separation Power for $CO_2$ and $CH_4$ [J]. Journal of the American Chemical Society, 2009, 131: 6326-6327.

[54] Couck S, Remy T, Baron G V, et al. A Pulse Chromatographic Study of the Adsorption Properties of the Amino-MIL-53 (Al) Metal-organic Framework [J]. Physical Chemistry Chemical Physics, 2010, 12: 9413-9418.

[55] Beija M, Afonso C A M, Martinho J M G. Synthesis and Applications of Rhodamine Derivatives as Fluorescent Probes [J]. Chemical Society Reviews, 2009, 38: 2410-2433.

[56] Chavan S, Vitillo J G, Uddin M J, et al. Functionalization of UiO-66 Metal-organic Framework and Highly Cross-linked Polystyrene with Cr (CO)$_3$: In Situ Formation, Stability, and Photo-reactivity [J]. Chemistry of Materials, 2010, 22: 4602-4611.

[57] Kodama Y, Horishita M, Tokunaga A, et al. Influence of Vasomodulators and Tumor Transplantation on The Disposition of 5-fluorouracil After Application to The Liver Surface in Rats [J]. Biopharmaceutics & Drug Disposition, 2017, 38: 367-372.

[58] Mehrez E E, Abdelgawad A M, Salas C, et al. Curdlan in Fibers as Carriers of Tetracycline Hydrochloride: Controlled Release and Antibacterial Activity. Carbohydrate Polymers, 2016, 154: 194-203.

[59] Cavka J H, Jakobsen S, Olsbye U, et al. A New Zirconium Inorganic Building Brick Forming Metal Organic Frameworks with Exceptional Stability [J]. Journal of the American Chemical Society, 2008, 130: 13850-13851.

[60] Wu H, Chua Y S, Krungleviciute V, et al. Unusual and Highly Tunable Missing-Linker Defects in Zirconium Metal-Organic Framework UiO-66 and Their Important Effects on Gas Adsorption [J]. Journal of the American Chemical Society, 2013, 135: 10525-10532.

[61] Taddei M, Dau P V, Cohen S M, et al. Efficient Microwave Assisted Synthesis of Metal-organic Framework UiO-66: Optimization and Scale up [J]. Dalton Transactions, 2015, 44: 14019-14026.

[62] DeStefano M R, Islamoglu T, Garibay S J, et al. Room-Temperature Synthesis of UiO-66 and Thermal Modulation of Densities of Defect Sites [J]. Chemistry of Materials, 2017, 29: 1357-1361.

[63] Liu X, Hu B, Cheng R, et al. Simultaneous Fluorescence Imaging of Selenol and Hydrogen Peroxide Under Normoxia and Hypoxia in HepG2 Cells and in Vivo [J]. Chemical Communications, 2016, 52: 6693-6696.

[64] Valenzano L, Civalleri B, Chavan S, et al. Disclosing the Complex Structure of UiO-66 Metal Organic Framework: A Synergic Combination of Experiment and Theory [J]. Chemistry of Materials, 2011, 23: 1700-1718.

[65] Jain R K. Normalizing Tumor Microenvironment to Treat Cancer: Bench to Bedside to Biomarkers [J]. Journal of Clinical Oncology, 2013, 31: 2205-2218.

[66] Chauhan V P, Stylianopoulos T, Martin J D, et al. Normalization of Tumour Blood Vessels Improves the Delivery of Nanomedicines in A Size-dependent Manner [J]. Nature Nanotechnology, 2012, 7: 383-388.

[67] Tong R T, Boucher Y, Kozin S V, et al. Vascular Normalization by Vascular Endothelial Growth Factor Receptor 2 Blockade Induces a Pressure Gradient Across the Vasculature and Improves Drug Penetration in Tumors [J]. Cancer Research, 2004, 64: 3731-3736.

［68］ Batchelor T T，Gerstner E R，Emblem K E，et al. Improved Tumor Oxygenation and Survival in Glioblastoma Patients Who Show Increased Blood Perfusion After Cediranib and Chemoradiation. Proceedings of the National Academy of Sciences of the United States of America ［J］. 2013，110：19059-19064.

［69］ Chauhan V P，Jain R K. Strategies for Advancing Cancer Nanomedicine ［J］. Nature Materials，2013，12：958-962.

［70］ Wilhelm S. Analysis of Nanoparticle Delivery to Tumours ［J］. Nature Reviews Materials，2016，1：16014.

［71］ Taddei M，Dümbgen K C，van Bokhoven J A，et al. Aging of the Reaction Mixture as A Tool to Modulate the Crystallite Size of UiO-66 into the Low Nanometer Range ［J］. Chemical Communications，2016，52：6411-6414.

# 第3章

# MOFs 基荧光-磁性药物载体

当 MOFs 材料的金属节点为顺磁性金属时,其可用于核磁共振成像(MRI)[1-6]。核磁共振成像是一种生物磁自旋成像技术,是生物医学上一个不可或缺的成像手段,其具有分辨率高、无电离辐射、可多方位成像和成像参数多等优势[7-19]。因此,选用以顺磁性金属为节点的多孔 MOFs 有可能将药物释放和核磁共振成像集于一体,实现诊疗一体化。过去几年里,基于 MOFs 的核磁共振造影剂得到了广泛的研究[20-24]。Liu 等构建了 Mn-IR825 MOFs 用于 $T_1$ 核磁共振成像[25]。Wang 等设计合成了 $Mn_3$[Co(CN)$_6$]$_2$@SiO$_2$@Ag 复合物,该复合物具有理想的 $T_1$ 核磁共振成像能力和光热治疗能力。Chen 等合成了具有核壳结构的 PB@MIL-100(Fe)多功能 MOFs,用于 $T_1/T_2$ 核磁共振成像和药物释放,实现了诊疗一体化[26]。然而核磁共振成像灵敏度相对较低且成像耗时长,具有一定的局限性。荧光成像灵敏度高、操作简单,但是背景干扰较大[27,28]。将核磁共振成像和荧光成像整合于一体的多模式成像恰恰克服了各自成像时的缺点,将粒子的优势最大化,从而达到精确和快速诊断疾病的目的。基于以上背景,本章中合成了基于 Fe-MOF-5-NH$_2$、Gd-MOFs、Fe-MOFs/Eu-MOFs 和 Fe-MIL-53-NH$_2$ 集核磁共振-荧光成像和药物释放于一体的多功能 MOFs。

## 3.1 中空 Fe-MOF-5 基荧光-磁性药物载体

### 3.1.1 Fe-MOF-5-NH$_2$-FA-5-FAM/5-FU 的制备

近年来,科研工作者已经合成了多个基于 MOFs 的药物小分子和生物活性分子的递送系统[29-35]。但是由于 MOFs 孔径大小的限制，其载药量不是很高。而中空结构可以显著地提高载药率，从而被广泛地用于药物负载。Fe-MOF-5-$NH_2$ 是由 $Fe^{3+}$ 和 2-氨基对苯二甲酸（$NH_2$-$H_2$BDC）自组装而成。由于顺磁金属离子 $Fe^{3+}$ 的存在，Fe-MOF-5-$NH_2$ 可用于核磁共振成像。同时，Fe-MOF-5-$NH_2$ 孔径较大，生物相容性好，在酸性条件下不稳定，结构容易坍塌，可呈现出 pH 可控的药物释放行为[36-42]。此外，Fe-MOF-5-$NH_2$ 表面的氨基可以嫁接功能性分子，为 Fe-MOF-5-$NH_2$ 的功能化提供了可能性。设计构建了中空 Fe-MOF-5-$NH_2$ 用作药物载体。5-羧基荧光素（5-FAM）可以发射出强烈的绿色荧光且量子产率高，是一种常用的生物荧光素[43-44]。本节中利用 5-FAM 作为荧光探针用于生物成像。叶酸（FA）是一种常用的靶向试剂，FA 作为理想的靶向试剂有以下优点：①叶酸受体在大部分癌细胞表面过度表达而在正常细胞表面含量很少；②FA 与其受体的亲和性好；③在有机溶剂和含水溶剂中均具有良好的稳定性和相容性[45-48]。抗癌药物 5-氟尿嘧啶（5-FU）是一种常用的抗癌药物，其可以破坏癌细胞的 DNA 和 RNA，诱导癌细胞死亡[49-50]。由于其结构简单，因此常被选做模型药物来研究药物载体的药物释放行为。

基于以上背景，我们首先设计合成了中空 Fe-MOF-5-$NH_2$。由于特殊的中空结构，其载药量高达 38%，且具有明显的 pH 可控的药物释放行为。另外，由于 5-FAM 和 FA 的后修饰，合成的多功能 MOFs 可以靶向识别癌细胞并在癌细胞内荧光成像。合成示意图如图 3-1 所示。由于 $Fe^{3+}$ 存在于 Fe-MOF-5-$NH_2$ 的骨架中，可用于核磁共振成像，其弛豫率为 14.5 $mM^{-1} \cdot s^{-1}$，是理想的 $T_2$ 造影剂。活体实验表明该多功能 MOFs 可以在活体内随血液循环进入各个组织，具有好的生物相容性。此外，负载抗癌药物 5-FU 后，该多功能 MOFs 具有明显的抑制肿瘤生长的作用。

合成中空 Fe-MOF-5-$NH_2$：根据文献[55]，将 60 mg 乙酰丙酮铁（Ⅲ）、46.4 mg Zn（$NO_3$）$_2$·$6H_2O$，9.6 mg $H_2$BDC 和 200 mg 聚乙烯吡咯烷酮 PVP（相对分子质量 30000）加入 $N$，$N$-二甲基甲酰胺（DMF）-乙醇（25.6 mL，$v/v$ = 5:3）的混合溶液中，超声 10 min 后，于 100℃ 下水热反应 6 h。待产物冷却至室温后，用 DMF 和乙醇洗涤多次，在 60℃ 下干燥。

Fe-MOF-5-$NH_2$/5-FU 的合成：将 0.1 g Fe-MOF-5-$NH_2$ 和 0.1 g 5-FU 加入 50 mL 二次水中，超声混合均匀后在室温下搅拌 48 h。离心分离，将所得产物用水洗涤数次直至上清液的紫外可见吸收光谱中无 5-FU 的吸收峰。

Fe-MOF-5-$NH_2$-FA-5-FAM/5-FU 的制备：将 0.1 g Fe-MOF-5-$NH_2$/5-FU、0.2 g FA 和 0.2 g 5-FAM 加入 50 mL 5-FU 的饱和水溶液中，超声分散均匀后，将 0.1 g EDC 加入上述溶液并避光搅拌 16 h。产物离心分离并用二次水洗涤多次，最后在室温下干燥。

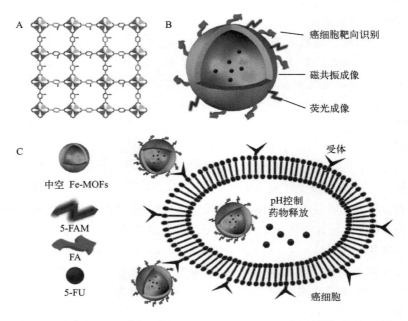

图 3-1 （A）Fe-MOF-5-NH$_2$ 的结构示意图；（B）Fe-MOF-5-NH$_2$-FA-5-FAM/5-FU 的合成示
意图；（C）Fe-MOF-5-NH$_2$-FA-5-FAM/5-FU 的靶向药物递送示意图

　　体外细胞毒性实验：MTT 比色法探究 Fe-MOF-5-NH$_2$-FA-5-FAM/5-FU 的
细胞毒性。将平滑肌细胞 HASMC 和肝癌细胞 MGC-803 以每孔 $10^4$ 个细胞的密
度接种到 96 孔板上，在 5％ CO$_2$，37℃条件下培养 24 h。然后，将不同浓度的
Fe-MOF-5-NH$_2$-FA-5-FAM、Fe-MOF-5-NH$_2$-FA-5-FAM/5-FU 和 5-FU 溶液分
别加入到 96 孔板中。其在培养基中的浓度梯度设定为 0、6.25、12.5、25、50、
100 和 200 $\mu$g/mL。继续培养 48 h 后移除培养基，将 20 $\mu$L 的 MTT 溶液加入到
每个孔中并在培养箱中培养 4 h，最后加入 150 $\mu$L 二甲基亚砜（DMSO），振荡
10 min 后用酶标仪在 570 nm 处测试其吸光度值。

　　细胞存活率可以通过以下公式计算：细胞存活率（％）＝ 实验组的吸光度
值/对照组的吸光度值×100％。

　　体外细胞荧光成像实验：将 MGC-803 胃癌细胞和 HASMC 平滑肌细胞分别
接种在 6 孔板上，过夜培养后，将 Fe-MOF-5-NH$_2$-FA-5-FAM 加入到培养
MGC-803 胃癌细胞和 HASMC 平滑肌细胞的孔中，粒子在培养基中的浓度为
0.2 mg/mL。继续培养 2 h 后，用磷酸缓冲液（PBS，pH = 7.4）冲洗细胞三
次。473 nm 激发波长下用激光共聚焦显微镜（OLYMPUS，IX81）对细胞成像。

　　生物组织分布实验：通过腹腔注射，将 Fe-MOF-5-NH$_2$-FA-5-FAM/5-FU

注射入裸鼠体内，其注射浓度为 10 mg/kg。在注射 0 h、12 h、24 h 后，收集小鼠的各个组织（肿瘤、胃、心、肝、脑、脾、肾和肺），并在 IVIS（Iumina Ⅱ）荧光显微镜上离体成像，同时收集荧光信号强度。

Fe-MOF-5-NH$_2$-FA-5-FAM/5-FU 在各个组织中的分布可以表达为：各个组织的荧光强度/各个组织的荧光强度的总和。

Fe-MOF-5-NH2-FA-5-FAM/5-FU 的药物释放行为研究：将 50 mg 的 Fe-MOF-5-NH$_2$-FA-5-FAM/5-FU 粉末置于截留量为 3500 的透析袋中，然后将该透析袋分别与 10 mL pH 为 7.4 和 5 的磷酸缓冲溶液一起置于 50 mL 的离心管中，于 37℃下进行 5-FU 的释放。每隔一段时间，取 2 mL 溶液测其在 265 nm 处的紫外吸光度值，其 5-FU 释放量可以通过以下公式计算：5-FU 的释放率＝已释放的 5-FU 的量/5-FU 的释放总量。

### 3.1.2　Fe-MOF-5-NH$_2$-FA-5-FAM/5-FU 的结构表征

对合成的 Fe-MOF-5-NH$_2$ 进行了粉末 X-射线衍射（PXRD）测试，其结果如图 3-2 所示。合成的 Fe-MOF-5-NH$_2$ 的衍射峰很强且其衍射峰的位置与模拟谱图基本相同，没有出现其他杂峰，说明合成的 Fe-MOF-5-NH$_2$ 具有高的结晶度和纯度。图 3-3 是 Fe-MOF-5-NH$_2$ 的扫描和透射电镜图，显而易见，合成的 Fe-MOF-5-NH$_2$ 大小均一，粒径大约为 200 nm，呈现明显的中空结构。由于其特殊的中空结构，Fe-MOF-5-NH$_2$ 的比表面积为 451.37 m$^2$/g，其氮气吸附脱附曲线如图 3-4 所示。

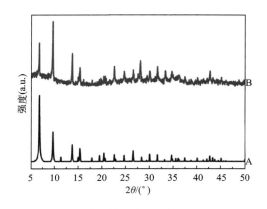

**图 3-2　（A）Fe-MOF-5-NH$_2$ 的单晶模拟谱图；（B）Fe-MOF-5-NH$_2$ 的 PXRD 谱图**

由于 Fe-MOF-5-NH$_2$ 特殊的中空结构和表面大量存在的氨基，Fe-MOF-5-NH$_2$ 可用于药物负载和后修饰功能化。图 3-5（a）是 FA、5-FAM、Fe-MOF-5-NH$_2$、5-FU 和 Fe-MOF-5-NH$_2$-FA-5-FAM/5-FU 的红外光谱（FTIR）

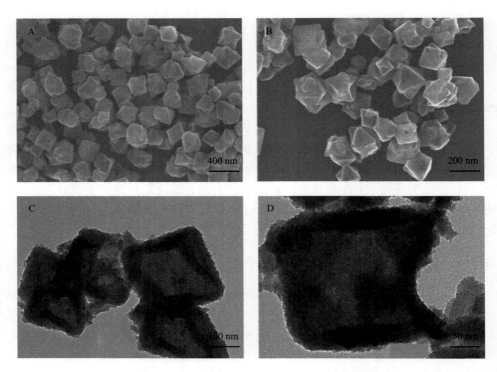

图 3-3 （A、B）中空 Fe-MOF-5-NH₂ 的扫描电镜图；（C、D）中空 Fe-MOF-5-NH₂ 的透射电镜图

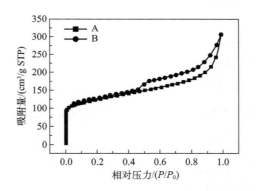

图 3-4 中空 Fe-MOF-5-NH₂ 的氮气吸附脱附图

图。在 FA 和 5-FAM 的 FTIR 谱图中，1698 cm⁻¹ 和 1693 cm⁻¹ 处的吸收峰是羧基的不对称振动吸收。在 Fe-MOF-5-NH₂ 的 FTIR 谱图中，1596 cm⁻¹ 处的吸收峰是 N—H 的振动吸收。在 5-FU 的 FTIR 谱图中，1246 cm⁻¹ 处的吸收峰是苯环的振动吸收。在 Fe-MOF-5-NH₂-FA-5-FAM 的 FTIR 谱图中包含了 Fe-MOF-5-NH₂、FA、5-FAM 和 5-FU 的特征吸收峰。此外，由于 FA 和 5-FAM

分子链上的羧基与 Fe-MOF-5-NH$_2$ 外围的氨基发生脱水缩合反应，所以 1698 cm$^{-1}$ 和 1693 cm$^{-1}$ 处的羧基的吸收峰减弱，且在 1665 cm$^{-1}$ 处出现了属于酰胺键的振动吸收峰。根据 FA［图 3-5（b）］、5-FAM［图 3-5（c）］和 5-FU［图 3-5（d）］的标准曲线，可以推算出复合物中 5-FU、FA 和 5-FAM 的含量分别为 23%、2.6% 和 1.5%。图 3-6 是 Fe-MOF-5-NH$_2$-FA-5-FAM/5-FU 和

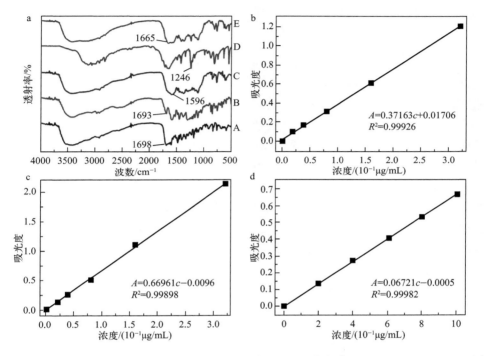

图 3-5　(a) FA (A)、5-FAM (B)、Fe-MOF-5-NH$_2$ (C)、5-FU (D) 和 Fe-MOF-5-NH$_2$-FA-5-FAM/5-FU (E) 的红外光谱图；(b) FA 的标准曲线；(c) 5-FAM 的标准曲线；(d) 5-FU 的标准曲线

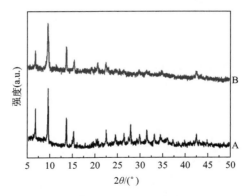

图 3-6　(A) Fe-MOF-5-NH$_2$ 的 PXRD 谱图；(B) Fe-MOF-5-NH$_2$-FA-5-FAM/5-FU 的 PXRD 谱图

Fe-MOF-5-NH$_2$ 的 PXRD 谱图。Fe-MOF-5-NH$_2$-FA-5-FAM/5-FU 和 Fe-MOF-5-NH$_2$ 的 PXRD 衍射峰峰位基本一致，说明成功地合成了 Fe-MOF-5-NH$_2$-FA-5-FAM/5-FU 复合物且 5-FU 的负载、FA 和 5-FAM 的后修饰并没有影响其晶形，合成的 Fe-MOF-5-NH$_2$-FA-5-FAM/5-FU 复合物仍具有完整的晶形和较好的结晶度。

### 3.1.3 Fe-MOF-5-NH$_2$-FA-5-FAM/5-FU 的核磁共振-荧光成像和药物释放性能研究

将核磁共振造影剂注入组织或器官后，其可以影响周围组织或器官的弛豫快慢从而改变组织或器官的信号，增加组织或器官的对比度成像。Fe$^{3+}$ 主要是通过磁性干扰，使得周围环境磁性变得不均匀从而可以缩短氢质子的横向弛豫时间，是理想的 $T_2$ 造影剂。Fe$^{3+}$ 通过使 $T_2$ 加权成像变暗而增加对比度从而成像。为了评估 Fe-MOF-5-NH$_2$-FA-5-FAM/5-FU 在水溶液中 $T_2$ 核磁共振成像效果，我们配制了不同浓度的 Fe-MOF-5-NH$_2$-FA-5-FAM/5-FU 的水溶液，浓度分别为 0、0.125、0.25、0.50、1.0、2.0 和 4.0 mol/L。结果表明，随着 Fe$^{3+}$ 浓度的增大，$1/T_2$ 逐渐增大，$T_2$ 加权成像中的图像信号越来越暗。通过计算，横向弛豫率 $r_2$ 为 14.5 mM$^{-1}$ · s$^{-1}$，如图 3-7 所示。以上结果表明 Fe-MOF-5-NH$_2$-FA-5-FAM/5-FU 具有理想的 $T_2$ 造影效果。

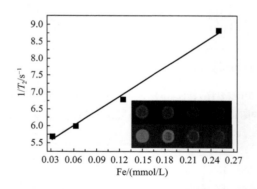

**图 3-7　Fe-MOF-5-NH$_2$-FA-5-FAM/5-FU 的 $T_2$ 弛豫率拟合图和 $T_2$ 加权成像图**

图 3-8 是 5-FAM 和 Fe-MOF-5-NH$_2$-FA-5-FAM/5-FU 的荧光光谱图。5-FAM 在 480 nm 的激发波长下可以发射出最大发射波长位于 525 nm 处的绿色荧光。与 5-FAM 相比，Fe-MOF-5-NH$_2$-FA-5-FAM/5-FU 的最大激发波长和最大发射波长均发生红移，分别为 495 nm 和 560 nm。可能是由于 5-FAM 与 Fe-MOF-5-NH$_2$ 脱水缩合形成 Fe-MOF-5-NH$_2$-FA-5-FAM/5-FU 复合物后共轭度增加，导致其激发和发射光谱均发生红移。此外，我们进行了体外细胞荧光成像

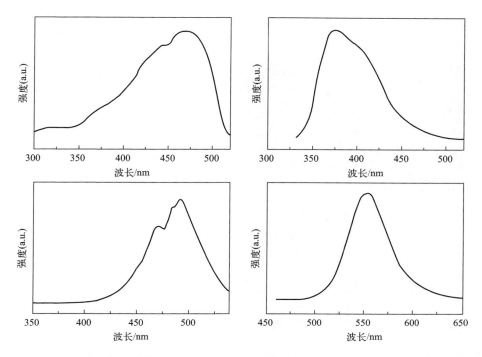

图 3-8　(A) 5-FAM 的激发光谱；(B) 5-FAM 的发射光谱；(C) Fe-MOF-5-NH$_2$-FA-5-FAM/
5-FU 的激发光谱；(D) Fe-MOF-5-NH$_2$-FA-5-FAM/5-FU 的发射光谱

实验，结果如图 3-9 所示。显而易见，Fe-MOF-5-NH$_2$-FA-5-FAM/5-FU 在与胃癌细胞 MGC-803 共同孵育 2 h 后，Fe-MOF-5-NH$_2$-FA-5-FAM/5-FU 可以进入 MGC-803 细胞内且呈现出明亮的绿色荧光。然而，Fe-MOF-5-NH$_2$-FA-5-FAM/5-FU 在与正常细胞 HASMC 共同孵育 2 h 后，只有少量的 Fe-MOF-5-NH$_2$-FA-5-FAM/5-FU 可以进入 HASMC 细胞内，呈现出极其微弱的荧光。同时，未嫁接靶向试剂 FA 的 Fe-MOF-5-NH$_2$-5-FAM/5-FU 复合物在与癌细胞 MGC-803 共同孵育 2 h 后，Fe-MOF-5-NH$_2$-5-FAM/5-FU 几乎不可以进入 MGC-803 细胞内。以上结果表明，Fe-MOF-5-NH$_2$-FA-5-FAM/5-FU 具有靶向识别癌细胞以及细胞内荧光成像的能力。其荧光成像能力来源于荧光素 5-FAM，其靶向能力来源于 FA。5-FAM 可以发射出绿色荧光，大部分癌细胞的细胞表面都有大量的 FA 受体，可以与 FA 特异性结合，因此后修饰 5-FAM 和 FA 后，Fe-MOF-5-NH$_2$-FA-5-FAM/5-FU 具有靶向识别癌细胞和细胞内荧光成像的能力。图 3-10 是 Fe-MOF-5-NH$_2$-FA-5-FAM/5-FU 的生物组织分布图，在腹腔注射 Fe-MOF-5-NH$_2$-FA-5-FAM/5-FU 12 h 后，可在小鼠离体的多个组织中观察到明显的荧光增强。在注射 24 h 后，由于代谢作用，所有的荧光信号都变弱。

这些结果表明，Fe-MOF-5-NH$_2$-FA-5-FAM/5-FU 可以在体内随血液循环进入各个组织并呈现荧光用于生物成像。

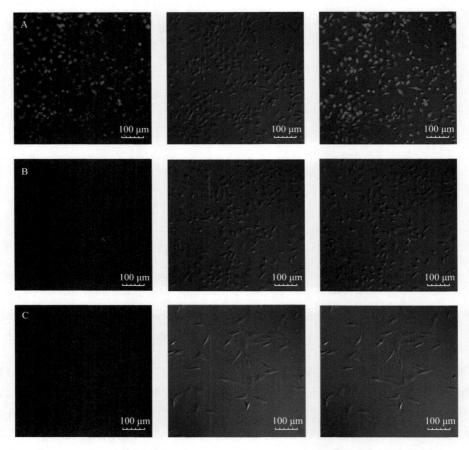

图 3-9 （A）Fe-MOF-5-NH$_2$-FA-5-FAM/5-FU 在 MGC-803 胃癌细胞中的成像图片；
（B）Fe-MOF-5-NH$_2$-5-FAM/5-FU 在 MGC-803 胃癌细胞中的成像图片；
（C）Fe-MOF-5-NH$_2$-FA-5-FAM/5-FU 在 HASMC 平滑肌细胞中的成像图片

利用 MTT 法研究了 Fe-MOF-5-NH$_2$-FA-5-FAM、Fe-MOF-5-NH$_2$-FA-5-FAM/5-FU 和 5-FU 对于 HASMC 平滑肌细胞和 MGC-803 胃癌细胞的生物毒性，其结果如图 3-11 所示。当 Fe-MOF-5-NH$_2$-FA-5-FAM，Fe-MOF-5-NH$_2$-FA-5-FAM/5-FU 和 5-FU 的浓度为 200 $\mu$g/mL，与 HASMC 细胞作用 48 h 后，HASMC 细胞的存活率依然可以超过 80％，表明 Fe-MOF-5-NH$_2$-FA-5-FAM/5-FU 对正常细胞伤害较小，具有较好的生物相容性。当 Fe-MOF-5-NH$_2$-FA-5-FAM 的浓度为 200 $\mu$g/mL，与 MGC-803 细胞作用 48 h 后，

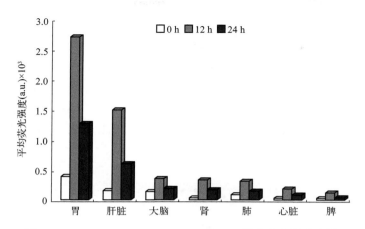

图 3-10  Fe-MOF-5-NH$_2$-FA-5-FAM/5-FU 的生物组织分布图

MGC-803 细胞存活率为 80%。然而，当负载 5-FU 后，Fe-MOF-5-NH$_2$-FA-5-FAM/5-FU 产生了与抗癌药物 5-FU 类似的细胞毒性，当 Fe-MOF-5-NH$_2$-FA-5-FAM/5-FU 的浓度为 200 $\mu g/mL$，与 MGC-803 细胞作用 48 h 后，MGC-803 细胞存活率仅仅为 54%。以上结果说明，Fe-MOF-5-NH$_2$-FA-5-FAM/5-FU 对于正常细胞伤害很小，而由于 FA 的靶向作用和抗癌药物 5-FU 的释放，Fe-MOF-5-NH$_2$-FA-5-FAM/5-FU 对癌细胞产生了明显的毒性，也就是说 Fe-MOF-5-NH$_2$-FA-5-FAM/5-FU 具有理想的抑癌效果。

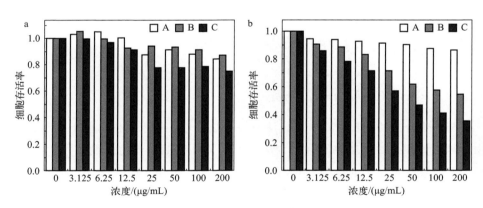

图 3-11  （a）Fe-MOF-5-NH$_2$-FA-5-FAM（A）、Fe-MOF-5-NH$_2$-FA-5-FAM/5-FU（B）和 5-FU（C）对 HASMC 平滑肌细胞的生物毒性图；（b）Fe-MOF-5-NH$_2$-FA-5-FAM（A）、Fe-MOF-5-NH$_2$-FA-5-FAM/5-FU（B）和 5-FU（C）对 MGC-803 胃癌细胞的生物毒性图

图 3-12 是 Fe-MOF-5-NH$_2$-FA-5-FAM/5-FU 在 pH 为 7.4 和 5 的磷酸缓冲

溶液中的药物释放行为。随着时间的增加，5-FU 的释放速度逐渐变缓，主要分为两个阶段：① 突然释放阶段，主要是由于负载于 Fe-MOF-5-NH$_2$-FA-5-FAM/5-FU 表面的 5-FU 的快速释放引起；② 平稳释放阶段，主要是负载于 Fe-MOF-5-NH$_2$-FA-5-FAM/5-FU 孔道和空腔深处的 5-FU 的逐步释放引起的。当 pH 为 7.4 时，5-FU 的释放时间长达 55 h，然而当 pH 为 5 时，其释放时间仅仅为 25 h。由于 Fe-MOF-5-NH$_2$ 在酸性条件下结构不稳定，骨架容易坍塌，从而加速了药物的释放。综上所述，Fe-MOF-5-NH$_2$-FA-5-FAM/5-FU 具有高的载药率和 pH 响应药物释放行为。

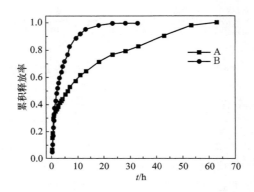

**图 3-12** （A）Fe-MOF-5-NH$_2$-FA-5-FAM/5-FU 在 pH 7.4 的磷酸缓冲液中的药物释放曲线；
（B）Fe-MOF-5-NH$_2$-FA-5-FAM/5-FU 在 pH 5 的磷酸缓冲液中的药物释放曲线

# 3.2 Gd-MOFs 基磁性-荧光药物载体

## 3.2.1 RhB@Gd-MOFs 的制备

与多步合成法相比，一步合成法具有方法简单、易于操作、便于控制和副产物少等优势，是一种理想的合成方法，受到了科研工作者的重视[84-86]。由 Gd$^{3+}$ 和均苯三羧酸自组装而成的 Gd-MOFs 孔径较大，可用于药物负载。此外，Gd$^{3+}$ 作为金属节点存在于 Gd-MOFs 的整个骨架之中，因此 Gd-MOFs 还可以用于核磁共振成像[52-58]。罗丹明 B（RhB），是一种常用的荧光试剂，其可以发射出强烈的红色荧光，荧光量子产率高，水溶性好，稳定性好、可被用于生物成像[59-60]。5-氟尿嘧啶（5-FU）可以干扰 DNA 和 RAN 的合成从而抑制癌细胞生长。作为临床应用的抗癌药之一，已经广泛应用于治疗多种肿瘤[61-62]。

基于以上讨论，本节中利用简单的一步法成功地将 RhB 包覆于 Gd-MOFs

的骨架之中，并在其孔道之中负载抗癌药 5-FU（图 3-13）。实验结果表明，得到的 RhB@Gd-MOF/5-FU 复合物具有理想的荧光成像能力和核磁共振成像能力。此外，该复合物还具有优异的药物负载和释放行为。总而言之，本节中首次利用一步法合成了兼具荧光-磁共振成像能力和药物释放能力的多功能 MOFs。该方法大大简化了操作过程，为多功能 MOFs 的实际应用提供了基础。

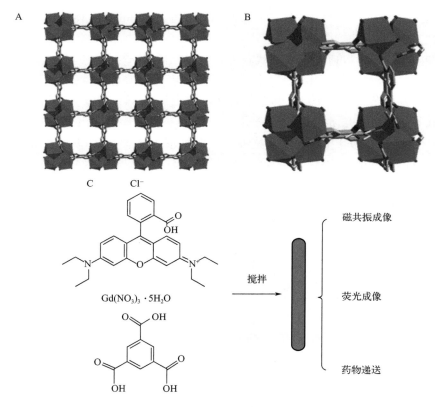

**图 3-13　（A、B）Gd-MOFs 的结构图；（C）RhB@Gd-MOFs/5-FU 的合成示意图**

不同大小和形貌的 RhB@Gd-MOFs 的合成：将 0.444 g Gd（$NO_3$）$_3$·$5H_2O$、0.226 g 均苯三羧酸（$H_3BTC$）、0.02 g 罗丹明 B（RhB）和 0.5 g 聚乙烯吡咯烷酮 PVP（分子量 10000）分散于 20 mL 水中，超声 30 min 后，搅拌 12 h，将产物离心洗涤多次，干燥待用。为了合成不同大小和形貌的 RhB@Gd-MOFs。将不同质量的 PVP（0 g、0.5 g、1 g、1.5 g）加入上述反应中。

RhB@Gd-MOFs/5-FU 的合成：将 0.1 g RhB@Gd-MOFs 和 0.1 g 5-氟尿嘧啶（5-FU）分散于 50 mL 的二次水中，室温搅拌两天。离心分离，将所得产物用水洗涤数次直至上清液的紫外可见吸收光谱中无 5-FU 的吸收。

体外细胞毒性实验：利用 MTT 比色法探究 RhB@Gd- MOFs/5-FU 的细胞毒性。将 HepG-2 肝癌细胞和 HL-7702 肝细胞以每孔 104 个细胞的密度接种到 96 孔板上，在 5% $CO_2$、37℃条件下培养 24 h。然后，将不同浓度 RhB@Gd-MOFS、RhB@Gd-MOFs/5-FU 和 5-FU 溶液分别加入到 96 孔板中。其在培养基中的浓度梯度设定为 0、6.25、12.5、25、50、100 和 200 μg/mL。继续培养 24 h 后移除培养基，将 20 μL 的 MTT 溶液加入到每个孔中并在培养箱中培养 4 h，最后加入 150 μL 二甲基亚砜（DMSO），振荡 10 min 后用酶标仪在 630 nm 处测试其吸光度值。

细胞存活率可以通过以下公式计算：细胞存活率（%）= 实验组的吸光度值/对照组的吸光度值×100%。

体外细胞荧光成像实验：将 HepG-2 肝癌细胞和 HL-7702 肝细胞分别接种在 6 孔板上，过夜培养后，将 RhB@Gd-MOFs/5-FU 加入到培养 HepG-2 细胞和 HL-7702 细胞的孔中，粒子在培养基中的浓度为 0.2 mg/mL。继续培养 4 h 后，用磷酸缓冲液（PBS，pH 7.4）冲洗细胞三次。最后在 473 nm 激发波长下用激光共聚焦显微镜（OLYMPUS，IX81）对细胞成像。

RhB@Gd-MOFs/5-FU 的药物释放行为研究：将 50 mg 的 RhB@Gd-MOFs/5-FU 粉末置于截留量为 3500 的透析袋中，然后将该透析袋与 10 mL pH 为 7.4 的磷酸缓冲溶液一起置于 50 mL 的离心管中，于 37℃下进行 5-FU 的释放。每隔一段时间，取 2 mL 溶液测其在 265 nm 处的紫外吸光度值，其 5-FU 的释放量可以通过以下公式计算：5-FU 的释放率 = 已释放的 5-FU 的量/5-FU 的总量×100%。

### 3.2.2　RhB@Gd-MOFs 的结构表征

图 3-14 是合成的不同大小和形貌的 RhB@Gd-MOFs 的扫描电镜图，从图中可以看出，通过控制表面活性剂的用量，我们成功地合成了粒径均一、分散性良好、大小不同的 RhB@Gd-MOFs 复合纳米粒子。随着表面活性剂的增加，RhB@Gd-MOFs 的粒径逐渐减小，当未加入表面活性剂时，合成的 RhB@Gd-MOFs 呈长条棒状，长为 10 μm 左右，宽为 2μm 左右。当表面活性剂的量为 0.5 g，合成的 RhB@Gd-MOFs 为块状，长和宽均为 5 μm 左右。当表面活性剂的量增加到 1.0 g，合成的 RhB@Gd-MOFs 是棒状，长为 500 nm 左右，宽为 100 nm 左右。当表面活性剂的量继续增加到 1.5 g，合成的 RhB@Gd-MOFs 则为长为 200 nm 左右，宽为 100 nm 左右的棒状。同时，由不同大小的 RhB@Gd-MOFs 复合粒子的 PXRD 谱图可以看出，合成的 RhB@Gd-MOFs 具有良好的晶形且晶形一致，如图 3-15 所示。

此外，不同大小的 RhB@Gd-MOFs 复合粒子的红外吸收峰也保持一致，如

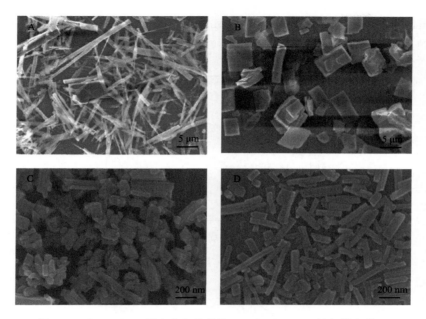

图 3-14 (A～D) 不同大小和形貌的 RhB@Gd-MOFs 的扫描电镜图

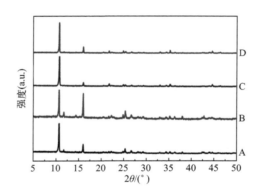

图 3-15 (A～D) 不同大小和形貌的 RhB@Gd-MOFs 的 PXRD 图谱

图 3-16 所示。我们选用长为 200 nm 左右、宽为 100 nm 左右的棒状 RhB@Gd-MOFs 为例，进行了分析。首先分析了其红外光谱（FTIR）图，结果如图 3-17 所示。复合粒子 RhB@Gd-MOFs 的 FTIR 谱图中包含了 Gd-MOFs 和 RhB 的特征吸收峰。在 Gd-MOFs 的 FTIR 谱图中，762 cm$^{-1}$ 处的吸收峰是 Gd-O 的振动吸收、1554 cm$^{-1}$ 和 1618 cm$^{-1}$ 处的吸收峰是苯环骨架的振动吸收。在 RhB 的红外光谱图中，1703 cm$^{-1}$ 处的吸收峰是 C=O 的振动吸收。由于成功地将 RhB 包覆于 Gd-MOFs 的骨架之中，RhB@Gd-MOFs 复合物的固体紫外-可见吸收光谱中包含了 Gd-MOFs 和 RhB 的特征吸收（图 3-18）。RhB@Gd-MOFs

的热重曲线与 Gd-MOFs 的热重曲线相比呈现了更明显地失重，如图 3-19 所示。根据热重曲线可以推算出，RhB 在 RhB@Gd-MOFs 上的包覆效率为 5%。

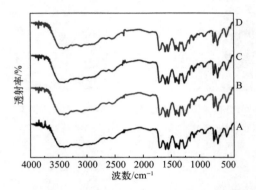

图 3-16　（A～D）不同形貌的 RhB@Gd-MOFs 的红外光谱图

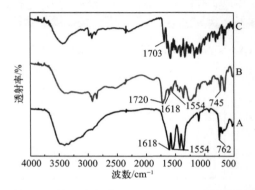

图 3-17　（A）Gd-MOFs 的红外光谱图；（B）RhB@Gd-MOFs 的红外光谱图；
（C）RhB 的红外光谱图

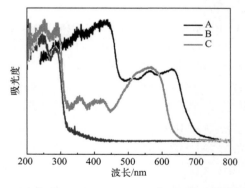

图 3-18　（A）RhB 的固体紫外吸收光谱；（B）Gd-MOFs 的固体紫外吸收光谱；
（C）RhB@Gd-MOFs 的固体紫外吸收光谱

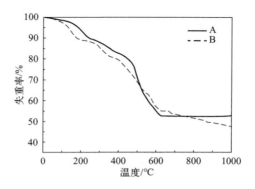

图 3-19  （A）Gd-MOFs 的热重曲线图；（B）RhB@Gd-MOFs 的热重曲线图

## 3.2.3  RhB@Gd-MOFs 的核磁共振-荧光成像和药物释放性能研究

由于 RhB 的存在，RhB@Gd-MOFs 粒子呈现出极好的荧光性能。图 3-20 是 RhB 和 RhB@Gd-MOFs 的固体荧光光谱图。在 515 nm 的激发光下，由于浓度猝灭效应，固体 RhB 没有明显的发射峰。然而，在 515 nm 的激发光下，RhB

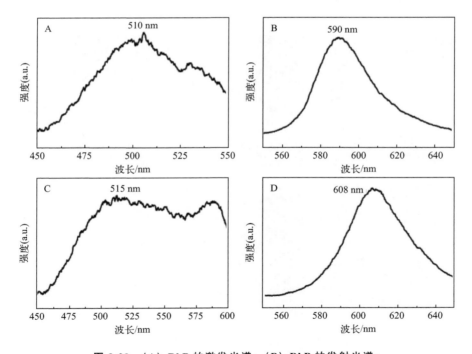

图 3-20  （A）RhB 的激发光谱；（B）RhB 的发射光谱；
（C）RhB@Gd-MOFs 的激发光谱；（D）RhB@Gd-MOFs 的发射光谱

@Gd-MOFs 可以发射出明显的红光，其发射光谱在 608 nm 处有最大值，属于典型的 RhB 的发射峰。以上结果表明，RhB 以单分散形式存在于 Gd-MOFs 中且合成的 RhB@Gd-MOFs 可以发射出荧光用于生物成像。

为了验证 RhB@Gd-MOFs 的生物成像能力，我们进行了细胞成像实验，结果如图 3-21 所示。显而易见，肝癌细胞 HepG-2 和肝细胞 HL-7702 均可通过内吞作用摄取 RhB@Gd-MOFs 粒子，且 RhB@Gd-MOFs 进入细胞内后依然可以呈现强烈的荧光从而在细胞内成像。将核磁共振造影剂注入组织或器官后，其可以影响周围组织或器官的弛豫快慢从而改变组织或器官的信号，增加组织或器官的对比度从而成像。$Gd^{3+}$ 主要是通过与水分子中的氢核直接作用来缩短水中质子的纵向弛豫时间，是理想的 $T_1$ 造影剂。$Gd^{3+}$ 通过使 $T_1$ 加权成像变亮而增加对比度从而成像。为了评估 RhB@Gd-MOFs 在水溶液中 $T_1$ 核磁共振成像效果，我们配制了不同浓度的 RhB@Gd-MOFs 水溶液，浓度分别为 0.0625、0.125、0.25、0.50 和 1.0 mmol/L。结果表明，随着 $Gd^{3+}$ 浓度的增大，$T_1$ 逐渐减小，$1/T_1$ 逐渐增大，$T_1$ 加权成像中的图像信号越来越亮。通过计算，纵向弛豫率 $r_1$ 值为 16.5 mmol/（L·s），如图 3-22 所示。以上结果表明 RhB@Gd-MOFs 粒子具有理想的 $T_1$ 造影效果。

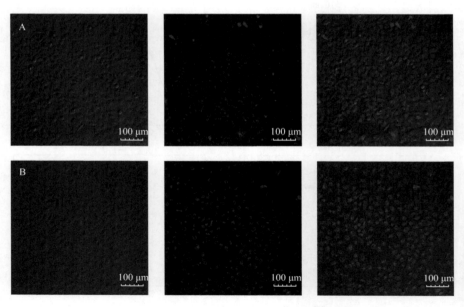

图 3-21　(A) RhB@Gd-MOFs 在 HepG-2 肝癌细胞中的成像图片；
(B) RhB@Gd-MOFs 在 HL-7702 肝细胞中的成像图片

由于 Gd-MOFs 固有的孔道结构，RhB@Gd-MOFs 可用于药物负载。RhB

@Gd-MOFs/5-FU 的红外光谱图［图 3-23（a）］和固体紫外光谱［图 3-23（b）］中出现了 5-FU 的特征峰，表明我们成功地将 5-FU 负载于 RhB@Gd-MOFs 上。为了确定载入 RhB@Gd-MOFs/5-FU 中的 5-FU 的含量，我们对 RhB@Gd-MOFs 和 RhB@Gd-MOFs/5-FU 进行了热重测试，结果如图 3-24 所示，由于 5-FU 的负载，RhB@Gd-MOFs/5-FU 比 RhB@Gd-MOFs 呈现了更明显的失重。由热重曲线可以推算出 RhB@Gd-MOFs/5-FU 复合物中的 5-FU 的含量为 18％。

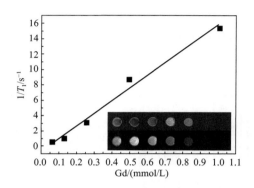

**图 3-22　RhB@Gd-MOFs 的 $T_1$ 弛豫率拟合图和 $T_1$ 加权成像图**

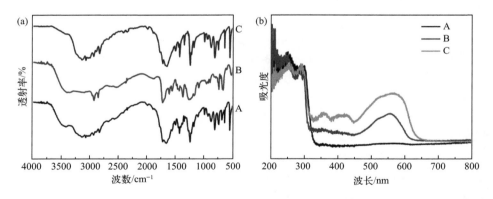

**图 3-23　（a）5-FU（A）、RhB@Gd-MOFs（B）和 RhB@Gd-MOFs/5-FU（C）的红外光谱图；（b）5-FU（A）、RhB@Gd-MOFs/5-FU（B）和 RhB@Gd-MOFs（C）的紫外-可见漫反射图**

　　纳米粒子的生物毒性是评价其实际应用潜力的一个重要因素。因此，利用 MTT 法探究了 RhB@Gd-MOFs，RhB@Gd-MOFs/5-FU 和 5-FU 对于 HepG-2 细胞和 HL-7702 细胞的生物毒性，其结果如图 3-25 所示。当 RhB@Gd-MOFs，RhB@Gd-MOFs/5-FU 和 5-FU 的浓度高达 200 $\mu$g/mL，与 HL-7702 细胞作用 48 h 后，HL-7702 细胞的存活率依然可以超过 75％，表明 RhB@Gd-MOFs/

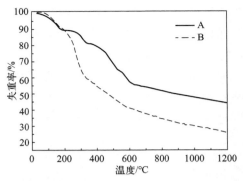

图 3-24 （A） RhB@Gd-MOFs 的热重曲线图；（B） RhB@Gd-MOFs/5-FU 的热重曲线图

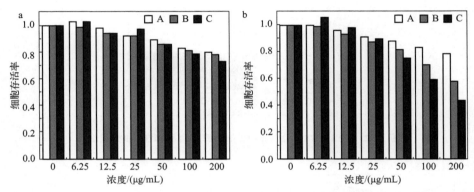

图 3-25 （a） RhB@Gd-MOFs （A）、RhB@Gd-MOFs/5-FU （B） 和 5-FU （C） 对 HL-7702
肝细胞的细胞毒性图；（b） RhB@Gd-MOFs （A）、RhB@Gd-MOFs/5-FU （B） 和
5-FU （C） 对 HepG-2 肝癌细胞的细胞毒性图

5-FU 对正常细胞损伤较小，可以在生物体内应用。当 RhB@Gd-MOFs 的浓度
为 200 μg/mL，与 HepG-2 细胞作用 24 h 后，HepG-2 细胞存活率为 78%。然
而，当 RhB@Gd-MOFs/5-FU 的浓度为 200 μg/mL，与 HepG-2 细胞作用 48 h
后，HepG-2 细胞存活率仅仅为 58%。该结果与抗癌药物 5-FU 对癌细胞
HepG-2 产生的细胞毒性结果类似。当 5-FU 的浓度为 200 μg/mL，HepG-2 细
胞的存活率仅仅为 43%。以上结果说明，RhB@Gd-MOFs/5-FU 对于正常细胞
伤害很小，而由于抗癌药物 5-FU 的释放，RhB@Gd-MOFs/5-FU 对癌细胞产生
了明显的毒性。以上这些结果表明 RhB@Gd-MOFs/5-FU 具有理想的抑癌作用。

图 3-26 是 RhB@Gd-MOFs/5-FU 在 pH 为 7.4 的磷酸缓冲溶液中的药物释
放行为。随着时间的增加，5-FU 的释放速度逐渐变缓，主要分为两个阶段：
①突然释放阶段，主要是由于负载于 RhB@Gd-MOFs/5-FU 表面和孔道外围的
5-FU 的释放引起；②平稳释放阶段，主要是负载于 RhB@Gd-MOFs/5-FU 孔道

深处的 5-FU 的释放，5-FU 的释放时间长达 40 h。综上所述，RhB@Gd-MOFs/5-FU 具有较为理想的药物释放行为。

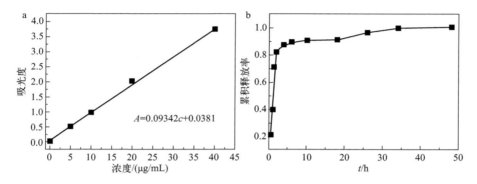

图 3-26　（a）5-FU 的标准曲线；（b）RhB@Gd-MOFs/5-FU 复合物
中的 5-FU 在磷酸缓冲液中的累计释放曲线

## 3.3　Fe-MOFs/Eu-MOFs 基荧光-磁性药物载体

### 3.3.1　Fe-MOFs/Eu-MOFs 的制备

在上两节中，我们已经设计合成了基于 MOFs 的多功能载体用于药物释放和生物成像。虽然这些材料具有理想的药物释放行为和生物成像能力，但是其生物成像能力主要来源于有机小分子和无机纳米粒子[63-68]。目前，以 MOFs 作为荧光成像试剂的报道很少。例如，Zhao 等人构建了一种新型的基于 MOFs 的核壳复合物 $Fe_3O_4$@UiO-66，用于核磁共振成像和药物释放[69]。Li 等人设计并合成了可荧光/核磁共振双模式成像的核壳 $NaYF_4$：Yb，Er@Fe-MIL-101-$NH_2$ 复合物[70]。目前，还没有基于 MOFs/MOFs 复合物用于荧光-核磁共振成像和药物递送的报道。

在本节中，首次合成了 MOFs/MOFs 异质结构用于荧光-核磁共振成像和药物释放。以镧系元素作为金属节点的金属-有机骨架材料（Ln-MOFs）是一种新型的荧光材料，其具有稳定性好、荧光强、量子产率高、荧光寿命长和生物毒性低等优点[71,72]。Fe-MOFs 由于结构中含有 $Fe^{3+}$，是一种理想的核磁共振成像试剂[73,74]。基于以上背景，本章中利用 $Eu^{3+}$ 和 1,3,5-苯三甲酸构建的 Eu-MOFs 作为荧光成像试剂和药物载体[75]，由 $Fe^{3+}$ 和 1,3,5-苯三甲酸构建的 Fe-MOFs 作为核磁共振成像试剂[76]，通过简单的原位生长法合成了 Eu-MOFs/Fe-MOFs 复合物，如图 3-27 所示。合成的复合物不但可以发射出强烈的红色荧光用于细胞内成像和生物组织成像，而且具有核磁共振成像能力，其弛豫效率为

41.98 mmol/（L·s）。此外 Eu-MOFs/Fe-MOFs 复合物可以负载抗癌药物 5-氟尿嘧啶（5-FU）并表现出理想的药物释放行为。同时由于 5-FU 的释放，其对癌细胞 MGC-803 产生了明显的抑制其生长的作用。综上所述，本节利用简单的原位生长法合成了 MOFs/MOFs 异质结构，用于荧光-核磁共振成像和药物释放。

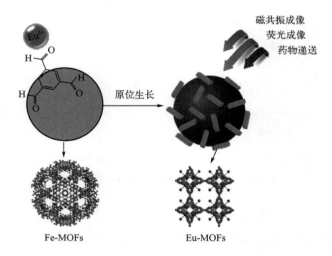

图 3-27　Fe-MOFs/Eu-MOFs 的合成示意图

合成 Fe-MOFs：将 2.70 g FeCl₃·6H₂O 和 1.05 g 1,3,5-苯三甲酸溶于 10 mL 乙醇中，超声 15 min，然后在 150℃下水热反应 12 h。产物冷却至室温后用乙醇洗涤数次，并在真空烘箱中干燥。

制备 Fe-MOFs/Eu-MOFs 复合物：将 0.1 g Fe-MOFs、0.06 g Eu(NO₃)₃·6H₂O、0.033 g 乙酸钠分散于 10 mL DMF 和 2 mL 二次水中，超声 10 min 后，在 60℃下水热反应 72 h。产物用蒸馏水洗涤数次，在 80℃的烘箱中干燥。

体外细胞荧光成像实验：将 MGC-803 胃癌细胞和 HASMC 平滑肌细胞分别接种在 6 孔板上，过夜培养后，将 Fe-MOFs/Eu-MOFs 加入到培养 MGC-803 细胞和 HASMC 细胞的孔中，粒子在培养基中的浓度为 0.1 mg/mL。继续培养 4 h 后，用磷酸缓冲液（PBS，pH = 7.4）冲洗细胞三次。最后在 473 nm 激发波长下用激光共聚焦显微镜（OLYMPUS，IX81）对细胞成像。

生物组织分布实验：通过腹腔注射，向裸鼠注射 Fe-MOFs/Eu-MOFs，其注射浓度为 10 mg/kg。在注射 0、12、24 h 后，收集小鼠的各个组织（胃、心、肝、脑、脾、肾和肺），并在 IVIS（Iumina Ⅱ）荧光显微镜上离体成像，同时收集荧光信号强度。Fe-MOFs/Eu-MOFs 在各个组织中的分布可以表达为个组织的荧光强度/各个组织的荧光强度的总和。

合成 Fe-MOFs/Eu-MOFs/5-FU 复合物：将 0.1 g Fe-MOFs/Eu-MOFs 和

0.1 g 5-FU 加入 50 mL 二次水中，在室温下搅拌 3 天。随后，离心分离收集 Fe-MOFs/Eu-MOFs/5-FU，将所得产物用二次水洗涤数次直至上清液的紫外可见吸收光谱中无 5-FU 的吸收。

体外细胞毒性实验：利用 MTT 比色法探究 Fe-MOFs/Eu-MOFs/5-FU 的细胞毒性。将平滑肌细胞 HASMC 和胃癌细胞 MGC-803 以每孔 104 个细胞的密度接种到 96 孔板上，在 5% $CO_2$、37℃ 条件下培养 24 h。然后，将不同浓度的 Fe-MOFs/Eu-MOFs、Fe-MOFs/Eu-MOFs/5-FU 和 5-FU 溶液分别加入到 96 孔板中。其在培养基中的浓度梯度设定为 0、6.25、12.5、25、50、100 和 200 $\mu g/mL$。继续培养 24 h 后移除培养基，将 20 $\mu L$ 的 MTT 溶液加入到每个孔中并在培养箱中培养 4 h，最后加入 150 $\mu L$ 二甲基亚砜（DMSO），振荡 10 min 后用酶标仪在 570 nm 处测试其吸光度值。细胞存活率可以通过以下公式计算：细胞存活率 = 实验组的吸光度值/对照组的吸光度值×100%。

Fe-MOFs/Eu-MOFs/5-FU 的药物释放行为研究：将 50 mg 的 Fe-MOFs/Eu-MOFs/5-FU 粉末置于截留量为 3500 的透析袋中，然后将该透析袋与 10 mL pH 7.4 的磷酸缓冲溶液一起置于 50 mL 的离心管中，于 37℃ 下进行 5-FU 的释放。每隔一段时间，取 2 mL 溶液测其在 265 nm 处的紫外吸光度值，其 5-FU 的释放量可以通过以下公式计算：5-FU 的释放率 = 已释放的 5-FU 的量/5-FU 的总量×100%。

## 3.3.2　Fe-MOFs/Eu-MOFs 的结构表征

本节中通过原位生长法合成了 Fe-MOFs/Eu-MOFs。具体而言，在合成过程中，Fe-MOFs 的表面部分溶解，$Eu^{3+}$ 与溶解的配体 1,3,5-苯三甲酸配位而在 Fe-MOFs 的表面生成 Eu-MOFs，从而合成了 Fe-MOFs/Eu-MOFs[77,78]。图 3-28（A）和图 3-28（B）分别是 Fe-MOFs/Eu-MOFs 的扫描电镜图（SEM）和透射电镜图（TEM）。显而易见，棒状的 Eu-MOFs 在球状的 Fe-MOFs 表面生成并且形成了异质结构 Fe-MOFs/Eu-MOFs。形成的 Fe-MOFs/Eu-MOFs 粒径均一、分散性好。Fe-MOFs/Eu-MOFs 的元素分布图［图 3-28（C）和图 3-28（D）］进一步证实 Eu 元素主要分布于复合物的外围，而 Fe 元素主要分布于复合物的内部。另外，Fe-MOFs/Eu-MOFs 的粉末 X 射线衍射（PXRD）谱图表明合成的 Fe-MOFs/Eu-MOFs 具有良好的结晶度，且 Fe-MOFs/Eu-MOFs 的 PXRD 谱图包含了 Fe-MOFs 和 Eu-MOFs 的所有特征峰，如图 3-29 所示。图 3-30 是 Fe-MOFs/Eu-MOFs 的红外光谱（FTIR）图，其 FTIR 谱图中也包含了 Fe-MOFs 和 Eu-MOFs 的特征峰。热重分析曲线（TGA）进一步证实了 Fe-MOFs/Eu-MOFs 复合物的生成。Fe-MOFs/ Eu-MOFs 的热重曲线表现出两个明显地失重，分别对应于 Eu-MOFs 和 Fe-MOFs 的骨架坍塌，如图 3-31 所示。

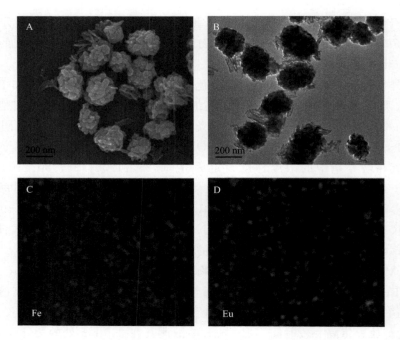

图 3-28 （A）Fe-MOFs/Eu-MOFs 的扫描电镜图；（B）Fe-MOFs/Eu-MOFs 的
透射电镜图；（C、D）Fe-MOFs/Eu-MOFs 的元素分布图

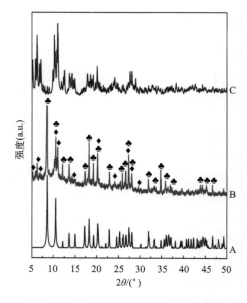

图 3-29 （A）Eu-MOFs 的模拟 PXRD 谱图；（B）Fe-MOFs/Eu-MOFs 的 PXRD 谱图；
（C）Fe-MOFs 的模拟 PXRD 谱图

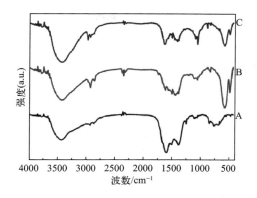

**图 3-30 （A）Eu-MOFs 的红外光谱图；（B）Fe-MOFs/Eu-MOFs 的红外光谱图；
（C）Fe-MOFs 的红外光谱图**

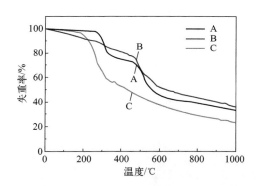

**图 3-31 （A）Fe-MOFs/Eu-MOFs 的热重曲线；（B）Fe-MOFs 的热重曲线；
（C）Eu-MOFs 的热重曲线**

## 3.3.3 Fe-MOFs/Eu-MOFs 的核磁共振-荧光成像和药物释放性能研究

图 3-32（A）是 Fe-MOFs/Eu-MOFs 的荧光光谱图。Fe-MOFs/Eu-MOFs 在 395 nm 的激发波长下可以发射出明显的红光，其最大发射波长为 618 nm，也就是说在 395 nm 的激发下，Fe-MOFs/Eu-MOFs 可以发射出 Eu-MOFs 的特征发射峰。$Fe^{3+}$ 主要是通过磁性干扰，使得周围环境磁性变得不均匀从而可以缩短氢质子的横向弛豫时间，增加组织或器官的对比度而成像，是理想的 $T_2$ 造影剂。为了评估 Fe-MOFs/Eu-MOFs 在水溶液中 $T_2$ 核磁共振成像效果，我们配制了不同浓度的 Fe-MOFs/Eu-MOFs 水溶液，浓度分别为 0、0.125、0.25、0.50、1.0、2.0 和 4.0 mmol/L。结果表明，随着 $Fe^{3+}$ 浓度的增大，$T_2$ 逐渐减小，$1/T_2$ 逐渐增大。通过计算，横向弛豫率 $r_2$ 值为 41.98 mmol/（L·s），如图 3-32（B）所示。以上结果表明 Fe-MOFs/Eu-MOFs 粒子具有理想的 $T_2$

造影效果。

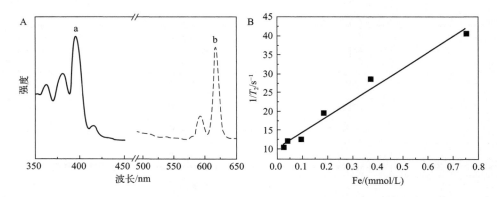

图 3-32 （A）Fe-MOFs/Eu-MOFs 的荧光光谱图；（B）Fe-MOFs/Eu-MOFs 的弛豫率拟合图

为了证实 Fe-MOFs/Eu-MOFs 的生物成像能力，我们进行了体外细胞成像实验，结果如图 3-33 所示。显而易见，Fe-MOFs/Eu-MOFs 在与胃癌细胞 MGC-803 和平滑肌细胞 HASMC 共同孵育 4 h 后，可进入胃癌细胞 MGC-803 和正常平滑肌细胞 HASMC 内并在细胞内成像。图 3-34 是 Fe-MOFs/Eu-MOFs 的

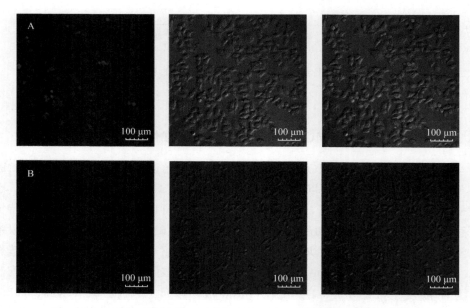

图 3-33 （A）Fe-MOFs/Eu-MOFs 在 MGC-803 胃癌细胞中的成像图片；
（B）Fe-MOFs/Eu-MOFs 在 HASMC 平滑肌细胞中的成像图片

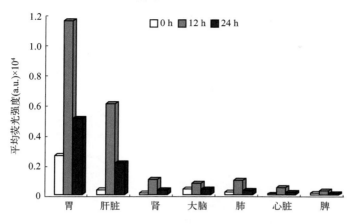

图 3-34　Fe-MOFs/Eu-MOFs 的生物组织分布图

生物组织分布图，在腹腔注射 Fe-MOFs/Eu-MOFs 12 h 后，可在小鼠离体的多个组织中观察到明显的荧光增强。在注射 24 h 后，由于代谢作用，所有的荧光信号都变弱。这些结果表明，Fe-MOFs/Eu-MOFs 可以通过血液循环在体内各个组织分布。

图 3-35 是 Fe-MOFs/Eu-MOFs 的氮气吸附-脱附曲线。由于其固有的多孔结构，Fe-MOFs/Eu-MOFs 的比表面积为 272 $m^2/g$，可用于药物负载。图 3-36 是 Fe-MOFs/Eu-MOFs、Fe-MOFs/Eu-MOFs/5-FU 和 5-FU 的红外光谱（FTIR）图。在 Fe-MOFs/Eu-MOFs 的 FTIR 谱图中，570 $cm^{-1}$ 处的吸收峰是 Fe-O 的振动吸收。在 5-FU 的 FTIR 谱图中，1650 $cm^{-1}$ 处的吸收峰是苯环的振动吸收。Fe-MOFs/Eu-MOFs/5-FU 的 FTIR 谱图中包含了 Fe-MOFs/Eu-MOFs 和 5-FU 的特征峰。由于 5-FU 的负载，Fe-MOFs/Eu-MOFs/5-FU 比 Fe-MOFs/Eu-

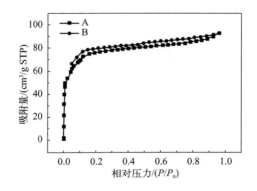

图 3-35　Fe-MOFs/Eu-MOFs 的氮气吸附-脱附图

MOFs 表现出了更明显的失重，如图 3-37 所示。根据 Fe-MOFs/Eu-MOFs/5-FU 和 Fe-MOFs/Eu-MOFs 的热重曲线，可以推算出 5-FU 的负载率为 28%。

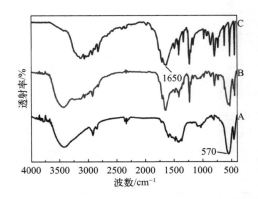

**图 3-36** （A）Fe-MOFs/Eu-MOFs 的红外光谱图；（B）Fe-MOFs/Eu-MOFs/5-FU 的红外光谱图；（C）5-FU 的红外光谱图

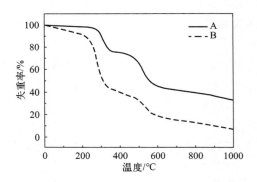

**图 3-37** （A）Fe-MOFs/Eu-MOFs 的热重曲线；（B）Fe-MOFs/Eu-MOFs/5-FU 的热重曲线

利用 MTT 法研究了 Fe-MOFs/Eu-MOFs、Fe-MOFs/Eu-MOFs/5-FU 和 5-FU 对于 HASMC 平滑肌细胞和 MGC-803 胃癌细胞的生物毒性，其结果如图 3-38 所示。当 Fe-MOFs/Eu-MOFs，Fe-MOFs/Eu-MOFs/5-FU 和 5-FU 的浓度为 200 $\mu$g/mL，与 HASMC 细胞作用 24 h 后，HASMC 细胞的存活率依然可以超过 80%，表明 Fe-MOFs/Eu-MOFs/5-FU 具有理想的生物相容性，可以在生物体内应用。当 Fe-MOFs/Eu-MOFs 的浓度为 200 $\mu$g/mL，与 MGC-803 细胞作用 24 h 后，MGC-803 细胞存活率为 80%。然而，当 Fe-MOFs/Eu-MOFs/5-FU 的浓度为 200 $\mu$g/mL，与 MGC-803 细胞作用 24 h 后，MGC-803 细胞存活率仅仅为 55%。该结果与抗癌药物 5-FU 对癌细胞 MGC-803 产生的生物毒性结果类似。当 5-FU 的浓度为 200 $\mu$g/mL，MGC-803 细胞存活率为 36%。以上结

果说明，Fe-MOFs/Eu-MOFs/5-FU 对于正常细胞伤害较小，而由于抗癌药物 5-FU 的释放，Fe-MOFs/Eu-MOFs/5-FU 对癌细胞产生了明显的毒性。

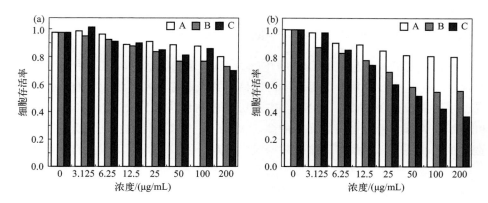

**图 3-38** （a）Fe-MOFs/Eu-MOFs（A）、Fe-MOFs/Eu-MOFs/5-FU（B）和 5-FU（C）对 HASMC 平滑肌细胞的生物毒性图；（b）Fe-MOFs/Eu-MOFs（A）、Fe-MOFs/Eu-MOFs/5-FU（B）和 5-FU（C）对 MGC-803 胃癌细胞的生物毒性图

图 3-39 是 Fe-MOFs/Eu-MOFs/5-FU 中的 5-FU 在 pH 为 7.4 的磷酸缓冲溶液中的药物释放曲线。随着时间的增加，5-FU 的释放速度逐渐变缓，主要分为三个阶段：①突然释放阶段，主要是由于负载于 Fe-MOFs/Eu-MOFs/5-FU 表面的 5-FU 的释放引起，处于 Fe-MOFs/Eu-MOFs/5-FU 表面的 5-FU 与 Fe-MOFs/Eu-MOFs 之间的相互作用较弱，易于释放；②平稳释放阶段，主要是负载于 Fe-MOFs/Eu-MOFs/5-FU 孔道外围的 5-FU 的释放；③缓慢释放阶段，主要是负载于 Fe-MOFs/Eu-MOFs/5-FU 孔道深处的 5-FU 的释放，其释放缓慢，释放时间长达 20 h。综上所述，Fe-MOFs/Eu-MOFs/5-FU 具有高的载药率和理想的药物释放行为。

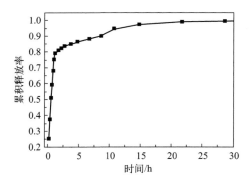

**图 3-39** Fe-MOFs/Eu-MOFs/5-FU 中的 5-FU 在 pH 为 7.4 的磷酸缓冲液中的药物释放曲线

## 3.4　Fe-MIL-53-NH$_2$ 基荧光-磁性药物载体

### 3.4.1　Fe-MIL-53-NH$_2$-FA-5-FAM/5-FU 的制备

　　尽管合成了多个基于 MOFs 的核磁共振-荧光成像试剂，但是由于其粒径太大或稳定性差等因素并未实现活体内的核磁共振成像。本节中设计合成了可活体核磁共振成像的 Fe-MIL-53-NH$_2$ 基多功能药物载体。Fe-MIL-53-NH$_2$ 是由 Fe 和 2-氨基对苯二甲酸自组装而成的多孔 MOFs，其稳定性好、孔径大，具有明显的磁性，可用作药物载体和核磁共振成像试剂。而且铁元素不仅是自然界中普遍存在的元素，也是人体内必不可少的元素，因此 Fe-MIL-53-NH$_2$ 生物相容性好，是一种理想的活体内应用的药物载体[79-93]。此外，Fe-MIL-53-NH$_2$ 外围丰富的氨基为 MOFs 的进一步功能化提供了极大的可能。

　　5-羧基荧光素［5-FAM，图 3-40（a）］可以发射出强烈的绿色荧光且量子产率高，其分子链上的羧基可以和 Fe-MIL-53-NH$_2$ 上的氨基发生脱水缩合反应[94,95]。因此本节中利用 5-FAM 作为荧光探针构建可生物成像的多功能 MOFs。叶酸［FA，图 3-40（b）］的分子链上也有大量的羧基可与 Fe-MIL-53-NH$_2$ 上的氨基发生脱水缩合反应。叶酸受体在大部分癌细胞表面过度表达而在正常细胞表面含量很少，且 FA 与其受体的亲和性好。因此，FA 作为一种靶向试剂可以靶向识别癌细胞而不被正常细胞摄取[96-99]。抗癌药物 5-氟尿嘧啶是一种常用的抗癌药物，其可以破坏癌细胞的 DNA 和 RNA，诱导癌细胞死亡[100,101]。由于其结构简单，因此常被选做模型药物来研究药物载体的药物释放行为。

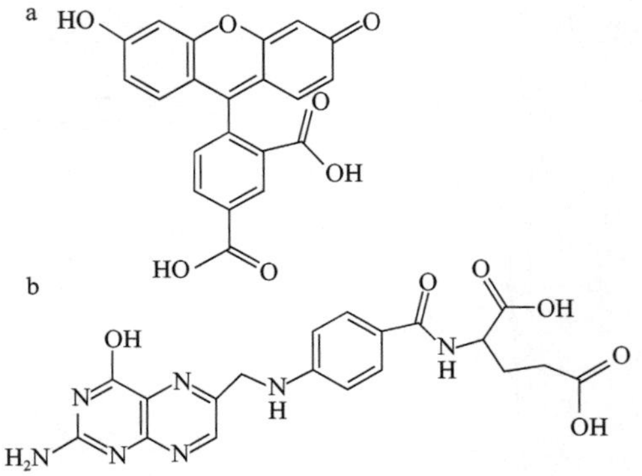

**图 3-40　（a）5-FAM 的结构示意图；（b）FA 的结构示意图**

基于以上背景，本节选用 Fe-MIL-53-NH$_2$ 作为药物载体和核磁共振成像试剂、5-FAM 作为荧光试剂、FA 作为靶向试剂、5-FU 作为抗癌试剂，构建了 Fe-MIL-53-NH$_2$-FA-5-FAM/5-FU 多功能药物载体（图 3-41）。实验结果表明，合成的药物载体不仅具有体外靶向识别癌细胞的能力、细胞内荧光成像的能力、和 pH 可控的药物释放行为，而且可以在活体内核磁共振成像。综上所述，我们成功地构建了基于 Fe-MIL-53-NH$_2$ 的集靶向识别癌组织、活体核磁共振-荧光成像、药物释放于一体的多功能药物载体。

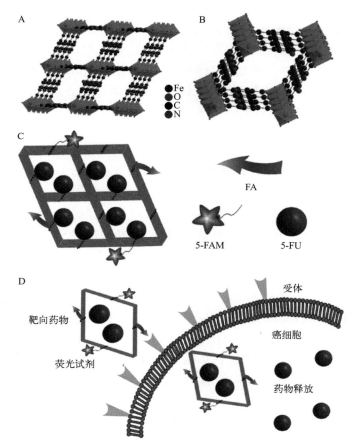

**图 3-41** （A、B）Fe-MIL-53-NH$_2$ 的结构示意图；（C）Fe-MIL-53-NH$_2$-FA-5-FAM/5-FU 的合成示意图；（D）Fe-MIL-53-NH$_2$-FA-5-FAM/5-FU 的靶向药物递送示意图

合成不同粒径的 Fe-MIL-53-NH$_2$：根据文献[79]，将 0.1 mmol FeCl$_3$·6H$_2$O、0.1 mmol NH$_2$-H$_2$BDC 和 9 mL 乙醇加入圆底烧瓶中，超声分散均匀后，在 40℃的油浴中搅拌 2 h。反应完成后，用乙醇离心洗涤多次，产物自然干燥。为了探索反应物浓度对于 Fe-MIL-53-NH$_2$ 粒径大小的影响，在合成过程中，

加入不同质量的 FeCl₃ · 6H₂O 和 NH₂-H₂BDC，含量分别为 0.1 mmol、0.2 mmol、0.3 mmol 和 0.4 mmol。

Fe-MIL-53-NH₂/5-FU 的合成：将 0.1 g Fe-MIL-53-NH₂ 和 0.1 g 5-FU 加入 50 mL 二次水中，超声混合均匀后在室温下搅拌 48 h。离心分离，将所得产物用水洗涤数次直至上清液的紫外可见吸收光谱中无 5-FU 的吸收。

Fe-MIL-53-NH₂-FA-5-FAM/5-FU 的制备：将 0.1 g Fe-MIL-53-NH₂/5-FU、0.2 g FA 和 0.2 g 5-FAM 加入 50 mL 5-FU 的饱和水溶液中，超声分散均匀后，将 0.1 EDC 加入上述溶液并避光搅拌 16 h。产物离心分离并用二次水洗涤多次，最后在室温下干燥。

体外细胞毒性实验：利用 MTT 比色法检测 Fe-MIL-53-NH₂-FA-5-FAM/5-FU 的细胞毒性。将平滑肌细胞 HASMC 和胃癌细胞 MGC-803 以每孔 $10^4$ 个细胞的密度接种到 96 孔板上，在 5% $CO_2$、37℃条件下培养 24 h。然后，将不同浓度的 Fe-MIL-53-NH₂-FA-5-FAM、Fe-MIL-53-NH₂-FA-5-FAM/5-FU 和 5-FU 溶液分别加入到 96 孔板中。其在培养基中的浓度梯度设定为 0、6.25、12.5、25、50、100 和 200 μg/mL。继续培养 24 h 后移除培养基，将 20 μL 的 MTT 溶液加入到每个孔中并在培养箱中培养 4 h，最后加入 150 μL 二甲基亚砜（DMSO），振荡 10 min 后用酶标仪在 570 nm 处测试其吸光度值。细胞存活率通过以下公式计算：细胞存活率＝实验组的吸光度值/对照组的吸光度值×100%。

体外细胞荧光成像实验：将 MGC-803 胃癌细胞和 HASMC 平滑肌细胞分别接种在 6 孔板上，过夜培养后，将 Fe-MIL-53-NH₂-FA-5-FAM/5-FU 加入到培养 MGC-803 细胞和 HASMC 细胞的孔中，将 Fe-MIL-53-NH₂-5-FAM/5-FU 加入到培养 MGC-803 细胞的孔中，粒子在培养基中的浓度为 0.2 mg/mL。继续培养 2 h 后，用磷酸缓冲液（PBS，pH＝7.4）冲洗细胞三次。最后在 473 nm 激发波长下用激光共聚焦显微镜（OLYMPUS，IX81）对细胞成像。

体内核磁共振成像：为了进行体内核磁共振成像研究，向荷瘤的裸鼠注射 Fe-MIL-53-NH₂-FA-5-FAM/5-FU 水溶液，其注射浓度为 5 mg/kg。瘤内注射 1 h 后，核磁共振成像通过 Prisma 3.0 T MR 拍摄扫描仪（德国埃朗根）获得，梯度强度为 80 mT/m。

生物组织分布实验：通过腹腔注射，向荷瘤的裸鼠注射 Fe-MIL-53-NH₂-FA-5-FAM/5-FU，其注射浓度为 10 mg/kg。在注射 0、12、24 h 后，收集小鼠的各个组织（肿瘤、胃、心、肝、脑、脾、肾和肺），并在 IVIS（Iumina Ⅱ）荧光显微镜上离体成像，同时收集荧光信号强度。Fe-MIL-53-NH₂-FA-5-FAM/5-FU 在各个组织中的分布可以表达为各个组织的荧光强度/各个组织的荧光强度的总和。

Fe-MIL-53-NH2-FA-5-FAM/5-FU 的药物释放行为研究：将 50 mg 的

Fe-MIL-53-NH$_2$-FA-5-FAM /5-FU 粉末置于截留量为 3500 的透析袋中，然后将该透析袋分别与 10 mL pH 为 7.4 和 5 的磷酸缓冲（PBS）溶液一起置于 50 mL 的离心管中，于 37℃下进行 5-FU 的释放。每隔一段时间，取 2 mL 溶液测其在 265 nm 处的紫外吸光度值，其 5-FU 的释放量可以通过以下公式计算：5-FU 的释放率＝已释放的 5-FU 的量/5-FU 的总量×100％。

### 3.4.2　Fe-MIL-53-NH$_2$-FA-5-FAM/5-FU 的结构表征

图 3-42（A～D）是 Fe-MIL-53-NH$_2$ 的扫描电镜图。合成的 Fe-MIL-53-NH$_2$ 的粒径均一、分散性好、呈现出独特的纺锤体形貌。从 A～D，随着反应物浓度的减小，Fe-MIL-53-NH$_2$ 的粒径逐渐增加。从 A～D，Fe-MIL-53-NH$_2$ 的粒径分别为 120 nm、200 nm、600 nm 和 1μm。我们成功地通过控制反应物浓度得到了粒径不同的 Fe-MIL-53-NH$_2$。同时，粉末 X 射线衍射（PXRD）谱图（图 3-43）表明，合成的不同粒径的 Fe-MIL-53-NH$_2$ 均具有好的结晶度，其 PXRD 谱图中的衍射峰与模拟谱图中的衍射峰基本一致，且没有出现其他杂峰。基于以上结果，我们选用粒径为 120 nm 的 Fe-MIL-53-NH$_2$ 作为基质合成多功能药物载体。其氮气吸附-脱附曲线（图 3-44）表明由于其固有的多孔结构，Fe-MIL-53-NH$_2$ 的比表面积为 198 m$^2$/g，可用于药物负载。

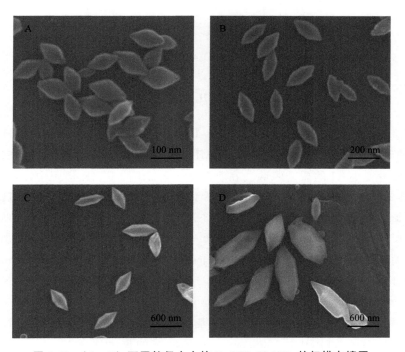

**图 3-42**　（A～D）不同粒径大小的 **Fe-MIL-53-NH$_2$** 的扫描电镜图

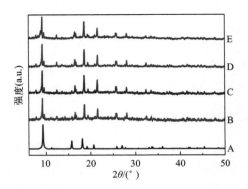

**图 3-43** （A）Fe-MIL-53-NH₂ 的 PXRD 模拟谱图；（B～E）不同粒径大小
的 Fe-MIL-53-NH₂ 的 PXRD 谱图

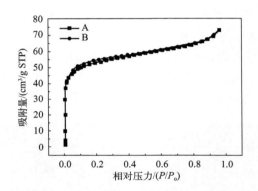

**图 3-44** Fe-MIL-53-NH₂ 的氮气吸附-脱附曲线

图 3-45（a）是 Fe-MIL-53-NH₂、FA、5-FAM 和 Fe-MIL-53-NH₂-FA-5-FAM 的红外光谱（FTIR）图。在 Fe-MIL-53-NH₂ 的 FTIR 谱图中，1573 $cm^{-1}$ 处的吸收峰是 N-H 的振动吸收。在 FA 和 5-FAM 的 FTIR 谱图中，1696 $cm^{-1}$ 和 1693 $cm^{-1}$ 处的吸收峰是羧基的不对称振动吸收。Fe-MIL-53-NH₂-FA-5-FAM 的 FTIR 谱图中包含了 Fe-MIL-53-NH₂、FA 和 5-FAM 的特征吸收峰。且由于 FA 和 5-FAM 分子链上的羧基与 Fe-MIL-53-NH₂ 外围的氨基发生脱水缩合反应，所以 1696 $cm^{-1}$ 和 1693 $cm^{-1}$ 处的羧基的吸收峰减弱且在 1596 $cm^{-1}$ 处出现了属于酰胺键的振动吸收峰。图 3-45（b）是 5-FU、Fe-MIL-53-NH₂-FA-5-FAM 和 Fe-MIL-53-NH₂-FA-5-FAM/5-FU 的 FTIR 谱图。在 5-FU 的 FTIR 谱图中，1655 $cm^{-1}$ 处的吸收峰是羰基的振动吸收。在 Fe-MIL-53-NH₂-FA-5-FAM 的 FTIR 谱图中，1596 $cm^{-1}$ 处是酰胺的振动吸收峰。在 Fe-MIL-53-NH₂-FA-5-FAM/5-FU 的 FTIR 谱图中包含了 5-FU 和 Fe-MIL-53-NH₂-FA-

5-FAM 的特征吸收峰，表明成功地合成了 Fe-MIL-53-NH$_2$-FA-5-FAM/5-FU 复合物。根据 5-FU［图 3-46（a）］、FA［图 3-46（b）］和 5-FAM［图 3-46（c）］

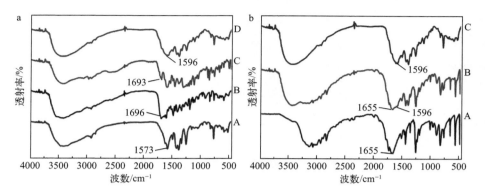

**图 3-45**　（a）Fe-MIL-53-NH$_2$（A）、FA（B）、5-FAM（C）和 Fe-MIL-53-NH$_2$-FA-5-FAM（D）
的红外光谱图；（b）5-FU（A）、Fe-MIL-53-NH$_2$-FA-5-FAM/5-FU（B）和
Fe-MIL-53-NH$_2$-FA-5-FAM（C）的红外光谱图

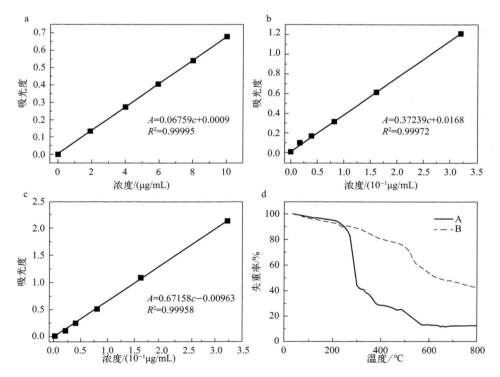

**图 3-46**　（a）5-FU 的标准曲线；（b）FA 的标准曲线；（c）5-FAM 的标准曲线；
（d）Fe-MIL-53-NH$_2$（A）和 Fe-MIL-53-NH$_2$-FA-5-FAM/5-FU（B）的热重曲线

的标准曲线，可以推算出复合物中 5-FU、FA 和 5-FAM 的含量分别为 23%、2.6% 和 1.5%。此外，由于 FA、5-FAM 的后修饰，5-FU 的负载，Fe-MIL-53-NH$_2$-FA-5-FAM/5-FU 呈现出了比 Fe-MIL-53-NH$_2$ 更明显的失重，如图 3-46（d）所示。此外，Fe-MIL-53-NH$_2$-FA-5-FAM/5-FU 和 Fe-MIL-53-NH$_2$ 的 PXRD 衍射峰基本一致，说明 Fe-MIL-53-NH$_2$-FA-5-FAM/5-FU 仍具有完整的晶形，如图 3-47 所示。

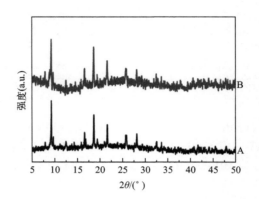

**图 3-47**　（A）Fe-MIL-53-NH$_2$ 的 PXRD 谱图；（B）Fe-MIL-53-NH$_2$-FA-5-FAM/5-FU 的 PXRD 谱图

### 3.4.3　Fe-MIL-53-NH$_2$-FA-5-FAM/5-FU 的核磁共振-荧光成像和药物释放性能研究

将核磁共振造影剂注入组织或器官后，其可以影响周围组织或器官的弛豫快慢从而改变组织或器官的信号，增加组织或器官的对比度从而成像。Fe$^{3+}$ 主要是通过磁性干扰，使得周围环境磁性变得不均匀从而可以缩短氢质子的横向弛豫时间，是理想的 $T_2$ 造影剂。Fe$^{3+}$ 通过使 $T_2$ 加权成像变暗而增加对比度成像。为了评估 Fe-MIL-53-NH$_2$-FA-5-FAM/5-FU 在水溶液中 $T_2$ 核磁共振成像效果，我们配制了不同浓度的 Fe-MIL-53-NH$_2$-FA-5-FAM/5-FU 的水溶液，浓度分别为 0、0.125、0.25、0.50、1.0、2.0 和 4.0 mmol/L。结果表明，随着 Fe$^{3+}$ 浓度的增大，$1/T_2$ 逐渐增大，$T_2$ 加权成像中的图像信号越来越暗。通过计算，横向弛豫率 $r_2$ 值为 18.8 mmol/（L·s），如图 3-48 所示。以上结果表明 Fe-MIL-53-NH$_2$-FA-5-FAM/5-FU 纳米粒子具有理想的 $T_2$ 造影效果。同时活体核磁共振成像表明，在瘤内注射 1 h 后，肿瘤部位的图像信号明显变暗，与其他部位的对比度增加，如图 3-49 所示，表明 Fe-MIL-53-NH$_2$-FA-5-FAM/5-FU 具有良好的活体核磁共振成像能力。

图 3-50 是 5-FAM 和 Fe-MIL-53-NH$_2$-FA-5-FAM/5-FU 的荧光光谱图。

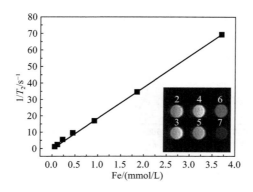

图 3-48　Fe-MIL-53-NH$_2$-FA-5-FAM/5-FU 的 $T_2$ 弛豫率拟合图和 $T_2$ 加权成像图

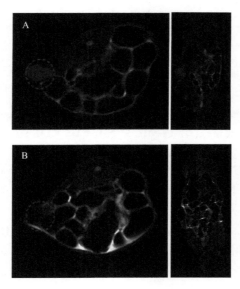

图 3-49　（A）未注射 Fe-MIL-53-NH$_2$-FA-5-FAM/5-FU 的裸鼠癌组织核磁共振成像图；
（B）注射 Fe-MIL-53-NH$_2$-FA-5-FAM/5-FU 后的裸鼠癌组织核磁共振成像图

5-FAM 在 480 nm 的激发波长下可以发射出明显的绿光，其最大发射波长为 530 nm。当 5-FAM 与 Fe-MIL-53-NH$_2$ 脱水缩合形成 Fe-MIL-53-NH$_2$-FA-5-FAM/5-FU 复合物后，Fe-MIL-53-NH$_2$-FA-5-FAM/5-FU 的最大激发波长和最大发射波长均发生红移，分别为 495 nm 和 560 nm。为了证实 Fe-MIL-53-NH$_2$-FA-5-FAM/5-FU 的生物成像能力，我们进行了体外细胞成像实验，结果如图 3-51 所示。显而易见，Fe-MIL-53-NH$_2$-FA-5-FAM/5-FU 在与胃癌细胞 MGC-803 共同孵育 2 h 后，大量的 Fe-MIL-53-NH$_2$-FA-5-FAM/5-FU 可以进入

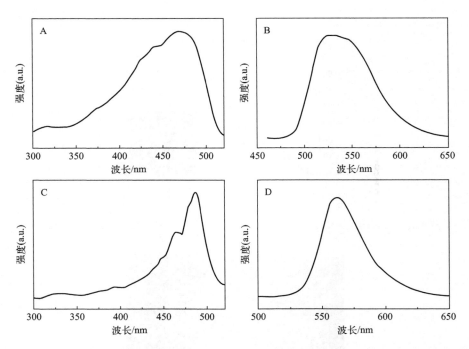

图 3-50 （A）5-FAM 的激发光谱；（B）5-FAM 的发射光谱；（C）Fe-MIL-53-NH$_2$-FA-5-FAM/5-FU 的激发光谱；（D）Fe-MIL-53-NH$_2$-FA-5-FAM/5-FU 的发射光谱

MGC-803 胃癌细胞内，并且呈现出强烈的绿色荧光。然而，Fe-MIL-53-NH$_2$-FA-5-FAM/5-FU 在平滑肌细胞 HASMC 共同孵育 2 h 后，只有少量的 Fe-MIL-53-NH$_2$-FA-5-FAM/5-FU 可以进入 HASMC 细胞内，呈现出极其微弱的荧光。同时，Fe-MIL-53-NH$_2$-5-FAM/5-FU 在与胃癌细胞 MGC-803 共同孵育 2 h 后，只有极少量的 Fe-MIL-53-NH$_2$-5-FAM/5-FU 可以进入 MGC-803 细胞内。以上结果表明，Fe-MIL-53-NH$_2$-FA-5-FAM/5-FU 具有靶向识别癌细胞以及细胞内荧光成像的能力。其荧光成像能力来源于荧光素 5-FAM，其靶向能力来源于 FA。大部分癌细胞的细胞表面都有大量的 FA 受体，可以与 FA 特异性结合，因此后修饰 FA 后，Fe-MIL-53-NH$_2$-FA-5-FAM/5-FU 具有靶向识别癌细胞的能力。图 3-52 是 Fe-MIL-53-NH$_2$-FA-5-FAM/5-FU 的生物组织分布图，在腹腔注射 Fe-MIL-53-NH$_2$-FA-5-FAM/5-FU 12 h 后，可在小鼠离体的多个组织中观察到明显的荧光增强。在注射 24 h 后，由于代谢作用，所有的荧光信号都变弱。这些结果表明，Fe-MIL-53-NH$_2$-FA-5-FAM/5-FU 可以在体内靶向识别癌组织并呈现强烈的绿色荧光用于生物成像。

利用 MTT 法研究了 Fe-MIL-53-NH$_2$-FA-5-FAM、Fe-MIL-53-NH$_2$-FA-5-FAM/5-FU 和 5-FU 对于 HASMC 平滑肌细胞和 MGC-803 胃癌细胞的生物毒

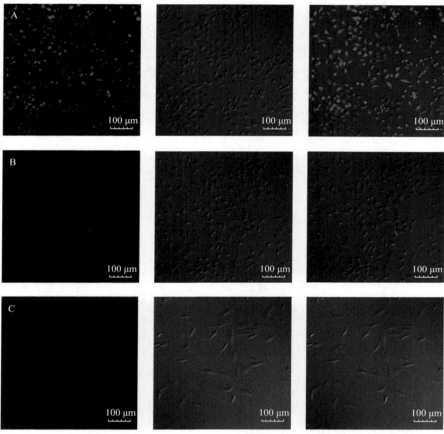

图 3-51　（A）Fe-MIL-53-NH$_2$-FA-5-FAM/5-FU 在 MGC-803 胃癌细胞中的成像图片；
（B）Fe-MIL-53-NH$_2$-5-FAM/5-FU 在 MGC-803 胃癌细胞中的成像图片；
（C）Fe-MIL-53-NH$_2$-FA-5-FAM/5-FU 在 HASMC 平滑肌细胞中的成像图片

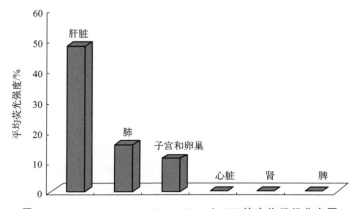

图 3-52　Fe-MIL-53-NH$_2$-FA-5-FAM/5-FU 的生物组织分布图

性，其结果如图 3-53 所示。当 Fe-MIL-53-NH$_2$-FA-5-FAM、Fe-MIL-53-NH$_2$-FA-5-FAM/5-FU 和 5-FU 的浓度为 200 $\mu$g/mL，与 HASMC 细胞作用 48 h 后，HASMC 细胞的存活率依然可以超过 80%，表明 Fe-MIL-53-NH$_2$-FA-5-FAM/5-FU 具有很好的生物相容性，可以在生物体内应用。当 Fe-MIL-53-NH$_2$-FA-5-FAM 的浓度为 200 $\mu$g/mL，与 MGC-803 细胞作用 24 h 后，MGC-803 细胞存活率为 80%。然而，当 Fe-MIL-53-NH$_2$-FA-5-FAM/5-FU 的浓度为 200 $\mu$g/mL，与 MGC-803 细胞作用 24 h 后，MGC-803 细胞存活率仅仅为 54%。该结果与抗癌药物 5-FU 对癌细胞 MGC-803 产生的生物毒性结果类似。当 5-FU 的浓度为 200 $\mu$g/mL，MGC-803 细胞存活率为 39%。以上结果说明，Fe-MIL-53-NH$_2$-FA-5-FAM/5-FU 对于正常细胞伤害很小，而由于 FA 的靶向作用和抗癌药物 5-FU 的释放，Fe-MIL-53-NH$_2$-FA-5-FAM/5-FU 对癌细胞产生了明显的毒性。

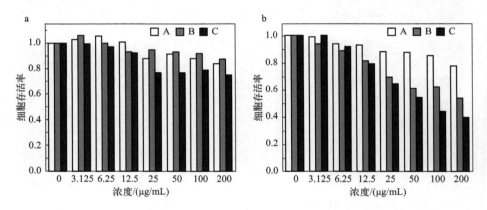

图 3-53　(a) Fe-MIL-53-NH$_2$-FA-5-FAM (A)、Fe-MIL-53-NH$_2$-FA-5-FAM/5-FU (B) 和 5-FU (C) 对 HASMC 平滑肌细胞的生物毒性图；(b) Fe-MIL-53-NH$_2$-FA-5-FAM (A)、Fe-MIL-53-NH$_2$-FA-5-FAM/5-FU (B) 和 5-FU (C) 对 MGC-803 胃癌细胞的生物毒性图

图 3-54 是 Fe-MIL-53-NH$_2$-FA-5-FAM/5-FU 在 pH 为 7.4 和 5 的 PBS 溶液中的药物释放行为。随着时间的增加，5-FU 的释放速度逐渐变缓，主要分为三个阶段：①突然释放阶段，主要是负载于 Fe-MIL-53-NH$_2$-FA-5-FAM/5-FU 表面的 5-FU 的快速释放引起；②平稳释放阶段，主要来源于 Fe-MIL-53-NH$_2$-FA-5-FAM/5-FU 孔道外围的 5-FU 的释放；③缓慢释放阶段，主要是负载于 Fe-MIL-53-NH$_2$-FA-5-FAM/5-FU 孔道深处的 5-FU 的释放。当 pH 为 7.4 时，5-FU 的释放时间长达 25 h，然而当 pH 为 5 时，其释放时间仅仅为 20 h。产生这种现象的原因是 Fe-MIL-53-NH$_2$ 在酸性条件下结构不稳定，骨架容易坍塌，从而加速了药物的释放。综上所述，Fe-MIL-53-NH$_2$-FA-5-FAM/5-FU 具

有 pH 响应药物释放行为。

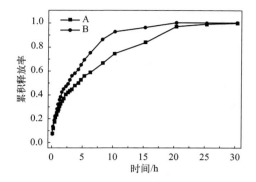

图 3-54　（A）Fe-MIL-53-NH₂-FA-5-FAM/5-FU 在 pH 为 7.4 的磷酸缓冲液中的药物释放曲线；
（B）Fe-MIL-53-NH₂-FA-5-FAM/5-FU 在 pH 为 5 的磷酸缓冲液中的药物释放曲线

## 3.5　ZIF-8 基磁性-荧光药物载体

### 3.5.1　DOX/Fe₃O₄@ZIF-8 的制备

开发可控的药物输送系统对于减少药物副作用、提高药物疗效至关重要。近年来，由金属离子或金属簇通过有机连接体桥接而成的 MOFs 引起了极大的关注[102,103]。由于其独特的拓扑结构和性能，MOFs 得到了最多的研究，并且有广泛的应用[104-106]。与传统药物载体相比，MOFs 具有以下明显优势。首先，它们的多功能结构为 MOFs 提供了多种形态、组成、尺寸和化学性质，这赋予了它们多种功能和刺激响应控制药物释放特性[107,108]。其次，大表面积和高孔隙率有利于 MOFs 具有高负载量[109-112]。最后，弱配位键使得 MOFs 可生物降解[113]。这些理想的特性使 MOF 成为药物输送、临床肿瘤治疗和其他疾病治疗的有前途的平台。

集靶向肿瘤成像和药物输送于一体的功能化 MOFs 有望显着提高癌症的治疗效果。然而，复杂的合成过程极大地限制了其在临床应用。在此，通过将阿霉素（DOX）和 Fe₃O₄ 共同负载到具有方钠石拓扑的 ZIF-8 中，采用一步简单的方法构建了新型多功能 MOF。DOX 用作荧光成像试剂和抗癌药物，Fe₃O₄ 用作磁共振成像和磁靶向抗癌试剂。制备的 DOX/Fe₃O₄@ZIF-8（图 3-55）纳米复合材料在肿瘤中表现出优异的荧光和磁共振成像性能。此外，DOX/Fe₃O₄@ZIF-8 可以通过磁靶向效应在肿瘤中积累，并且由于 DOX 的释放可以抑制体内肿瘤的生长。总体而言，通过简单一步合成的 DOX/Fe₃O₄@ZIF-8 可用于同步靠向核磁共振-荧光成像和癌症治疗。

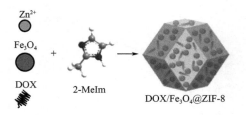

图 3-55  DOX/Fe₃O₄@ZIF-8 的合成示意图

## 3.5.2  DOX/Fe₃O₄@ZIF-8 的结构表征

DOX/Fe₃O₄@ZIF-8 显示出近似十二面体形貌，尺寸为 100～200 nm，如图 3-56（A～C）所示。DOX 和 Fe₃O₄ 的引入对 ZIF-8 的尺寸几乎没有影响。同时，在 ZIF-8 中观察到一些聚集的 Fe₃O₄ 纳米颗粒。DOX/Fe₃O₄@ZIF-8 的 TEM-EDX 图谱和 SEM-EDS 图谱表明 Zn、Fe、C、O 和 N 元素均匀分布在 DOX/Fe₃O₄@ZIF-8 中，如图 3-57 所示。DOX/Fe₃O₄@ZIF-8 的 PXRD 与模拟谱一致。DOX/Fe₃O₄@ZIF-8 中还显示 ZIF-8 和 Fe₃O₄ 的特征衍射峰（图 3-58）。将 DOX/Fe₃O₄@ZIF-8 的 XRD 图谱与纯 ZIF-8 进行比较，相似的 XRD 图谱表明 DOX 和 Fe₃O₄ 的引入对 ZIF-8 的结构完整性没有影响。ZIF-8 和 DOX/Fe₃O₄@ZIF 的 FTIR 光谱中出现了具有 sod 拓扑结构的 ZIF-8 的几个典型谱带（420、690、752、860、998、1145、1308、1450、1580 cm⁻¹）。DOX/Fe₃O₄@ZIF-8 的 FTIR 光谱中 570 cm⁻¹ 处的峰归因于 Fe₃O₄ 中的 Fe-O 振动。DOX/

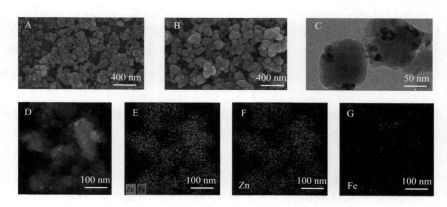

图 3-56  DOX/Fe₃O₄@ZIF-8 不同放大倍数的 SEM 和 TEM 图像
（A，B，C），DOX/Fe₃O₄@ZIF-8 的 TEM-EDX 图（D，E，F，G）

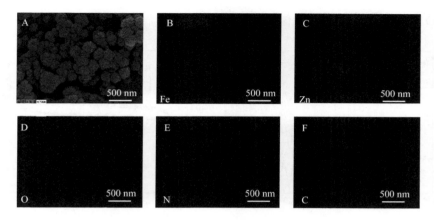

图 3-57　DOX/Fe$_3$O$_4$@ZIF-8 的 SEM-EDS 图（A，B，C，D，E，F)

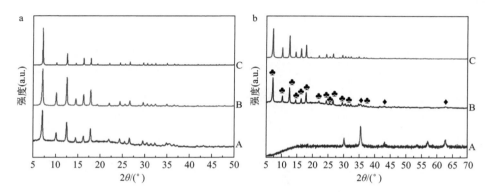

图 3-58　（a）DOX/Fe$_3$O$_4$@ZIF-8（A）、ZIF-8（B）、ZIF-8（C）的 XRD 图谱；
（b）Fe$_3$O$_4$（A）、DOX/Fe$_3$O$_4$@ZIF-8（B）和 ZIF-8（C）的 XRD 图谱

Fe$_3$O$_4$@ZIF-8 的 FTIR 光谱中还观察到在 1060 cm$^{-1}$ 处出现 DOX 的特征峰。此外，ZIF-8 和 DOX/Fe$_3$O$_4$@ZIF-8 在脱气温度 200 ℃、77 K 下的氮气吸附/脱附等温线显示出典型的 Ⅰ 型等温线，如图 3-59（b）所示。

### 3.5.3　DOX/Fe$_3$O$_4$@ZIF-8 的核磁共振-荧光成像和药物释放性能研究

众所周知，DOX 可以发出红色荧光用于生物成像。与 DOX/Fe$_3$O$_4$@ZIF-8 一起孵育 4 h 后，HepG-2 细胞和 HL-7702 细胞中都可以观察到明亮的红色荧光，表明 DOX/Fe$_3$O$_4$@ZIF-8 可用于体外细胞荧光成像（图 3-60）。此外，DOX/Fe$_3$O$_4$@ZIF-8 的体内分布表明在循环 12 h 后，小鼠的大多数器官可检测到强荧光信号。注射 24 h 后，大多数器官的荧光强度急剧降低。因此，结果表明 DOX/Fe$_3$O$_4$@ZIF-8 可以在体内循环一段时间，也可以从循环中清除，这

为 DOX/Fe₃O₄@ZIF-8 的活体应用提供了可能性。

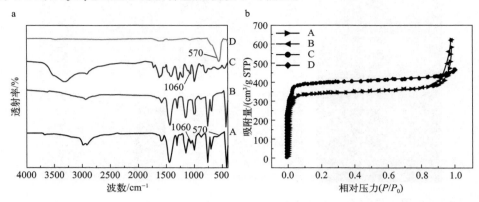

图 3-59　(a) DOX/Fe₃O₄@ZIF-8 (A)、ZIF-8 (B)、DOX (C) 和 Fe₃O₄ (D) 的 FTIR 光谱；
(b) N₂ DOX/Fe₃O₄@ZIF-8 和 ZIF-8 的吸附脱附曲线

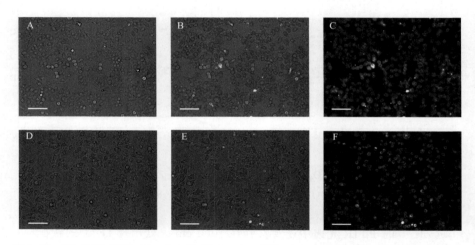

图 3-60　HL-7702 细胞 (A、B、C) 和 HepG-2 细胞 (D、E、F) 与 DOX/Fe₃O₄@ZIF-8
孵育 4 h 后的荧光成像 (比例尺：100 μm)

　　由于 Fe₃O₄ 的存在，DOX/Fe₃O₄@ZIF-8 可用于 MRI 成像。如图 3-61 (c)
所示，对 DOX/Fe₃O₄@ZIF-8 的体内 MRI 进行了评估。将 DOX/Fe₃O₄@ZIF-8
溶液注射到肿瘤部位，并在一定的时间间隔 (0、0.5、1、2、4、8、12 和 24 h)
内对小鼠进行 MRI。显然，8 h 时观察到肿瘤部位具有最佳的 MRI 信号。随后，
随着时间的推移，肿瘤区域的对比度明显减弱，表明 DOX/Fe₃O₄@ZIF-8 溶液
可以排出体外。这表明 DOX/Fe₃O₄@ZIF-8 可以用作体内 MRI 探针。DOX/
Fe₃O₄@ZIF-8 也可用于被动靶向荧光成像。DOX/Fe₃O₄@ZIF-8 在磁铁存在的
情况下可以聚焦在肿瘤上，并表现出强烈的红色荧光，如图 3-61 (b) A～C 所

示。然而，没有磁铁的肿瘤的荧光相对较弱，如图 3-61（b）D~F 所示。

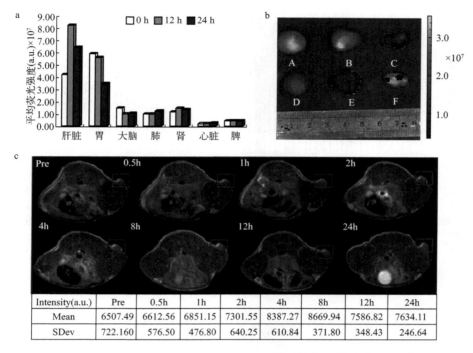

| Intensity(a.u.) | Pre | 0.5h | 1h | 2h | 4h | 8h | 12h | 24h |
|---|---|---|---|---|---|---|---|---|
| Mean | 6507.49 | 6612.56 | 6851.15 | 7301.55 | 8387.27 | 8669.94 | 7586.82 | 7634.11 |
| SDev | 722.160 | 576.50 | 476.80 | 640.25 | 610.84 | 371.80 | 348.43 | 246.64 |

图 3-61　（a）注射 24 h 后 DOX/Fe$_3$O$_4$@ZIF-8 在腺裸鼠主要器官中的生物分布；
（b）DOX/Fe$_3$O$_4$@ZIF-8 处理后肿瘤的荧光成像图；
（c）DOX/Fe$_3$O$_4$@ZIF-8 治疗后荷瘤小鼠的体内 $T_2$ 加权 MRI 图

采用 MTT 法检测 ZIF-8、Fe$_3$O$_4$、DOX@ZIF-8、DOX/Fe$_3$O$_4$@ZIF-8 和 DOX 对 HL-7702 细胞和 A549 细胞的细胞毒性。如图 3-62（a）和图 3-62（b）所示，与 ZIF-8 和 Fe$_3$O$_4$ 孵育 24 h 后，HL-7702 细胞和 A549 细胞的细胞活力在整个测试浓度范围内均超过 80%。由于 DOX 的抗癌作用，与 DOX@ZIF-8 和 DOX/Fe$_3$O$_4$@ZIF-8 孵育 24 h 后，HL-7702 正常细胞的细胞活力超过 75%，而 A549 癌细胞的细胞活力则下降至 51% 和 48%。与 DOX 孵育 24 h 后，A549 癌细胞和 HL-7702 正常细胞的细胞活力均下降至 34% 和 51%。以上结果表明 ZIF-8 的包覆降低了 DOX 对 HL-7702 正常细胞的细胞毒性，不影响 DOX 对 A549 癌细胞的细胞毒性。也就是说 DOX/Fe$_3$O$_4$@ZIF-8 对正常细胞表现出优异的生物相容性，对癌细胞表现出理想的毒性作用。

图 3-63（c）显示了 DOX/Fe$_3$O$_4$@ZIF-8 的药物释放和抗肿瘤性能。在 pH＝7.4 和 pH＝5 条件下，DOX 均以稳定的速率释放从 DOX/Fe$_3$O$_4$@ZIF-8 中释放。由于 ZIF-8 的酸不稳定性，DOX 在 pH＝5 时的释放速率高于 pH＝7.4

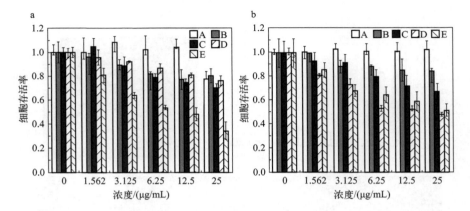

图 3-62 （a）与（b）分别为 ZIF-8（A）、Fe₃O₄（B）、DOX@ZIF-8（C）、
DOX/Fe₃O₄@ZIF-8（D）和 DOX（E）对 HL-7702 细胞和 A549 细胞的细胞毒性图

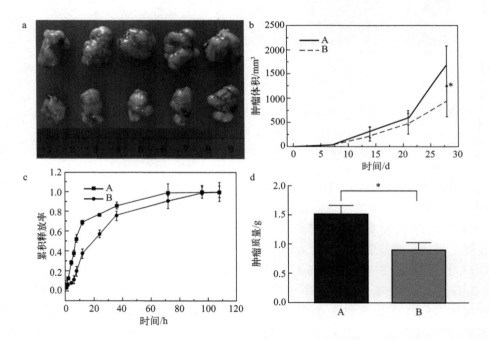

图 3-63 （a）用 PBS 和 DOX/Fe₃O₄@ZIF-8 处理的不同小鼠的切除肿瘤图（第 28 天）；
（b）治疗后小鼠肿瘤生长曲线（平均值±标准差，$n=5$，$*P < 0.05$）；
（c）DOX/Fe₃O₄@ZIF-8 在 PBS 缓冲溶液中 pH = 7.4（A）和 5（B）的
药物释放曲线；（d）PBS 和 DOX/Fe₃O₄@ZIF-8 处理后的肿瘤质量（第 28 天）

时的释放速率，药物释放持续时间分别为 72 和 96 h，以上结果表明 DOX/Fe₃O₄
@ZIF-8 是一种理想的药物载体。此外，图 3-63（b）中的肿瘤生长曲线显示，
与 PBS 相比，DOX/Fe₃O₄@ZIF-8 处理的肿瘤体积显著减小。DOX/Fe₃O₄@
ZIF-8 治疗组 28 天时肿瘤大小和质量明显小于未治疗组，如图 3-64（a）和图
3-64（d）。这些结果进一步证实了 DOX/Fe₃O₄@ZIF-8 良好的药物释放性能和
抗肿瘤作用。

## 参考文献

[1] Della R J，Liu D，Lin W．Nanoscale Metal-Organic Frameworks for Biomedical Imaging and Drug Delivery ［J］．Accounts of Chemical Research，2011，44：957-968.

[2] Keskin S，Kizilel S．Biomedical Applications of Metal Organic Frameworks ［J］．Industrial & Engineering Chemistry Research，2011，50：1799-1812.

[3] Giménez-Marqués M，Hidalgo T，Serre C，et al．Nanostructured Metal-organic Frameworks and Their Bio-related Applications ［J］．Coordination Chemistry Reviews，2016，307：342-360.

[4] Gangu K K，Maddila S，Mukkamala S B，et al．A Review on Contemporary Metal-organic Framework Materials ［J］．Inorganica Chimica Acta，2016，446：61-74.

[5] Sun Y，Zhou H C．Recent Rrogress in the Synthesis of Metal-organic Frameworks ［J］．Science and Technology of Advanced Materials，2015，16：054202.

[6] Cai W，Chu C C，Liu G，et al．Metal-organic Framework-based Nanomedicine Platforms for Drug Delivery and Molecular Imaging ［J］．Small，2015，11：4806-4822.

[7] Kuppler R J，Timmons D J，Fang Q R，et al．Potential Applications of Metal-organic Frameworks ［J］．Coordination Chemistry Reviews，2009，253：3042-3066.

[8] Wang C，Liu D，Lin W．Metal-organic Frameworks as A Tunable Platform for Designing Functional Molecular Materials ［J］．Journal of the American Chemical Society，2013，135：13222-13234.

[9] Bloch E D，Qeen W L，Krishna R，et al．Hydrocarbon Separations in A Metal-organic Framework with Open Iron（Ⅱ）Coordination Sites ［J］．Science，2012，335：1606-1610.

[10] Ding N，Li H，Feng X，et al．Partitioning MOF-5 into Confined and Hydrophobic Compartments for Carbon Capture under Humid Conditions ［J］．Journal of the American Chemical Society，2016，138：10100-10103.

[11] Wu P Y，Wang J，He C，et al．Luminescent Metal-Organic Frameworks for Selectively Sensing Nitric Oxide in an Aqueous Solution and in Living Cells ［J］．Advanced Functional Materials，2012，22：1698-1703.

[12] Horcajada P，Gref R，Baati T，et al．Metal-Organic Frameworks in Biomedicine ［J］．Chemical Reviews，2012，112：1232-1268.

[13] Weissleder R．Molecular imaging in cancer ［J］．Science，2006，312：1168-1171.

[14] Hyon B N I，Song C，Hyeon T．Inorganic Nanoparticles for MRI Contrast Agents ［J］．Advanced Materials，2009，21：2133-2148.

[15] Cheng Z L，Daniel L J T，Tsourkas A．Gadolinium-conjugated Dendrimer Nanoclusters as A Tumor-targeted $T_1$ Magnetic Resonance Imaging Contrast Agent ［J］．Angewandte Chemie International Edition，2010，49：346-350.

[16] Yang H，Zhuang Y M，Hu H，et al．Silica-coated Manganese Oxide Nanoparticles as A Platform for Targeted Magnetic Resonance and Fluorescence Imaging of Cancer Cells ［J］．Advanced

Functional Materials，2010，20：1733-1741.

［17］Christy R，Vestal Z，Zhang J．Synthesis and Magnetic Characterization of Mn and Co Spinel Fer-rite-silica Nanoparticles with Tunable Magnetic Core ［J］．Nano Letters，2003，3：1739-1743.

［18］Kim D K，Mikhaylova M，Zhang Y，et al．Protective Coating of Superparamagnetic Iron Oxide Nanoparticles ［J］．Chemical Materials，2003，15：1617-1627.

［19］Zeng H，Li J，Liu J P，et al．Exchange Coupled Nanocomposite Magnets by Nanoparticle Self-assembly ［J］．Nature，2002，420：395-398.

［20］SerreC，Mellot-Draznieks C，Surblé S，et al．Role of Solvent-Host Interactions That Lead to Very Large Swelling of Hybrid Frameworks ［J］．Science，2007，315：1828-1831.

［21］Horcajada P，Chalati T，Serre C，et al．Porous Metal-organic-framework Nanoscale Carriers as A Potential Platform for Drug Delivery and Imaging ［J］．Nature Materials，2010 ，9：172-178.

［22］Uppal R，Ciesienski K L，Chonde D B，et al．Discrete Bimodal Probes for Thrombus Imaging ［J］．Journal of the American Chemical Society，2012，134：10799-10802.

［23］Frullano L，Wang C，Miller R H，et al．A Myelin-Specific Contrast Agent for Magnetic Reso-nance Imaging of Myelination ［J］．Journal of the American Chemical Society，2011，133：1611-1613.

［24］Frullano L，Zhu J，Wang C，et al．Myelin Imaging Compound（MIC）Enhanced Magnetic Reso-nance Imaging of Myelination ［J］．Journal of Medicinal Chemistry，2012，55，94-105.

［25］Yang Y，Liu J，Liang C，et al．Nanoscale Metal-Organic Particles with Rapid Clearance for Mag-netic Resonance Imaging-Guided Photothermal Therapy ［J］．ACS Nano，2016，10：2774-2781.

［26］Wang D，Guo Z，Zhou J，et al．Novel $Mn_3$［Co（CN）$_6$］$_2$@$SiO_2$@Ag Core-Shell Nanocube：En-hanced Two-Photon Fluorescence and Magnetic Resonance Dual-Modal Imaging-Guided Photo-thermal and Chemo-therapy ［J］．Small，2015，11：5956-5967.

［27］Wang D，Zhou J，Chen R，et al．Controllable Synthesis of Dual-MOFs Nanostructures for pH-responsive Artemisinin Delivery，Magnetic Resonance and Optical Dual-model Imaging-guided Chemo/Photothermal Combinational Cancer Therapy ［J］．Biomaterials，2016，100，27-40.

［28］Zhong Y，Peng F，Bao F，et al．Large-scale Aqueous Synthesis of Fluorescent and Biocompatible Silicon Nanoparticles and Their Use as Highly Photostable Biological Probes ［J］．Journal of the American Chemical Society，2013，135：8350-8356.

［29］Song W Y，Di W H，Qin W P．Synthesis of Mesoporoussilica-coated $Gd_2O_3$：Eu@silica Particles as Cell Imaging and Drug Delivery Agents ［J］．Dalton Transactions，2016，45：7443-7449.

［30］Wang C，Liu D，Lin W．Metal-Organic Frameworks as A Tunable Platform for Designing Func-tional Molecular Materials ［J］．Journal of the American Chemical Society，2013，135：13222-13234.

［31］Horcajada P，Gref R，Baati T，et al．Metal-Organic Frameworks in Biomedicine ［J］．Chemical Reviews，2012，112：1232-1268.

［32］Horcajada P，Chalati T，Serre C，et al．Porous Metal-organic-framework Nanoscale Carriers as A Potential Platform for Drug Delivery and Imaging ［J］．Nature Materials，2010，9：172-178.

［33］Wang H N，Yang G S，Wang X L，et al．pH-induced Different Crystalline Behaviors in Extended Metal-organic Frameworks based on the Same Reactants ［J］．Dalton Transactions，2013，42：6294-6297.

［34］Cooper L，Hidalgo T，Gorman M，et al．A Biocompatible Porous Mg-gallate Metal-organic Framework as An Antioxidant Carrier ［J］．Chemical Communications，2015，51：5848-5851.

［35］Liu K G，Zhu Z，Wang X Y，et al．Microfluidics-based Single-step Preparation of Injection-ready Polymeric Nanosystems for Medical Imaging and Drug Delivery ［J］．Nanoscale，2015，7：16983-16993.

［36］Karagiaridi O，Bury W，Mondloch J E，et al．Solvent-Assisted Linker Exchange：An Alternative to the De Novo Synthesis of Unattainable Metal-Organic Frameworks [J]. Angewandte Chemie International Edition, 2014, 53: 4530-4540.

[37] Bellarosa L, Brozek C K, Garcia-Melchor M, et al. When the Solvent Locks the Cage: Theoretical Insight into the Transmetalation of MOF-5 Lattices and Its Kinetic Limitations [J]. Chemical Materials, 2015, 27: 3422-3429.

[38] Rosi N L, Eckert J, Eddaoudi M, et al. Hydrogen Storage in Microporous Metal-organic Frameworks [J]. Science, 2003, 300: 1127-1129.

[39] Matsuyama K, Motomura M, Kato T, et al. Catalytically Active Pt Nanoparticles Immobilized Inside the Pores of Metal Organic Framework Using Supercritical $CO_2$ Solutions [J]. Micro-porous and Mesoporous Materials, 2016, 225: 26-32.

[40] Hughes J T, Navrotsky A. MOF-5: Enthalpy of Formation and Energy Landscape of Porous Materials [J]. Journal of the American Chemical Society, 2011, 133: 9184-9187.

[41] Brozek C K, Dincă M. Lattice-imposed Geometry in Metal-organic Frameworks: Lacunary $Zn_4O$ Clusters in MOF-5 Serve As Tripodal Chelating Ligands for $Ni^{2+}$ [J]. Chemical Science, 2012, 3: 2110-2113.

[42] Brozek C K, Dincă M. $Ti^{3+}$, $V^{2+/3+}$, $Cr^{2+/3+}$, $Mn^{2+}$, and $Fe^{2+}$-Substituted MOF-5 and Redox Reactivity in Cr and Fe-MOF-5 [J]. Journal of the American Chemical Society, 2013, 135: 12886-12891.

[43] Zhang P C, Lock L L, Cheetham A G, et al. Enhanced Cellular Entry and Efficacy of Tat Conjugates by Rational Design of the Auxiliary Segment [J]. Molecular Pharmaceutics, 2014, 11: 964-973.

[44] Ding X W, Cai K Y, Luo Z, et al. Biocompatible Magnetic Liposomes for Temperature Triggered Drug Delivery [J]. Nanoscale, 2012, 4: 6289-6292.

[45] Stella B, Arpicco S, Peracchia M T. Design of Folic Acid-Conjugated Nanoparticles for Drug Targeting [J]. Journal of Pharmaceutical Sciences, 2000, 89: 1452-1464.

[46] Kamaly N, Thanou K M. Folate Receptor Targeted Bimodal Liposomes for Tumor Magnetic Resonance Imaging [J]. Bioconjugate Chemistry, 2009, 20: 648-655.

[47] Mauro N, Li Volsi A, Scialabba C, et al. Photothermal Ablation of Cancer Cells Using Folate-coated Gold/Grapheme Oxide Composite [J]. Current Drug Delivery, 2017, 14: 433-443.

[48] Licciardi M, Li Volsi A, Mauro N, et al. Preparation and Characterization of Inulin Coated Gold Nanoparticles for Selective Delivery of Doxorubicin to Breast Cancer Cells [J]. Journal of Nanomaterials, 2016, 2078315.

[49] Chavan S, Vitillo J G, Uddin M J, et al. Functionalization of UiO-66 Metal-organic Framework and Highly Cross-linked Polystyrene with Cr (CO)$_3$: In Situ Formation, Stability, and Photo-reactivity [J]. Chemistry of Materials, 2010, 22: 4602-4611.

[50] Kodama Y, Horishita M, Tokunaga A, et al. Influence of Vasomodulators and Tumor Transplantation on the Disposition of 5-Fluorouracil after Application to the Liver Surface in Rats [J]. Biopharmaceutics & Drug disposition, 2017, 38: 367-372.

[51] Gustafsson M, Bartoszewicz A, Sun J, et al. A Family of Highly Stable Lanthanide Metal-Organic Frameworks: Structural Evolution and Catalytic Activity [J]. Chemistry of Materials, 2010, 22: 3316-3322.

[52] Chen Y F, Xu X B, Zhang J C, et al. Well-Defined Metal-Organic Framework Hollow Nanocages [J]. Angewandte Chemie International Edition, 2014, 53: 429-433.

[53] Xie L H, Wang Y, Liu X M, et al. Crystallographic studies into the role of exposed rare earth metal ion for guest Sorption [J]. CrystEngComm, 2011, 13: 5849-5857.

[54] Rieter W J, Taylor K M L, An H, et al. Nanoscale Metal-Organic Frameworks as Potential Multimodal Contrast Enhancing Agents [J]. Journal of the American Chemical Society, 2006, 128,

9024-9025.

[55] Carne-Sanchez A, Bonnet C S, Imaz I, et al. Relaxometry Studies of a Highly Stable Nanoscale Metal-Organic Framework Made of Cu（Ⅱ）, Gd（Ⅲ）, and the Macrocyclic DOTP [J]. Journal of the American Chemical Society, 2013, 135, 17711-17714.

[56] Kundu T, Mitra S, Patra P, et al. Mechanical Downsizing of a Gadolinium（Ⅲ）-based Metal-Organic Framework for Anticancer Drug Delivery [J]. Chemistry-A European Journal, 2014, 20: 10514-10518.

[57] Yang H, Qin C, Yu C, et al. RGD-Conjugated Nanoscale Coordination Polymers for Targeted $T_1$- and $T_2$-weighted Magnetic Resonance Imaging of Tumors in Vivo [J]. Advanced Functional Materials, 2014, 24: 1738-1747.

[58] Taylor K M L, Jin A, Lin W. Surfactant-Assisted Synthesis of Nanoscale Gadolinium Metal-Organic Frameworks for Potential Multimodal Imaging [J]. Angewandte Chemie International Edition, 2008, 47: 7722-7725.

[59] Estevão B M, Miletto I, Marchesea L, et al. Optimized Rhodamine B labeled mesoporous silica nanoparticles as fluorescent scaffolds for the immobilization of photosensitizers: a theranostic platform for optical imaging and photodynamic therapy [J]. Physical Chemistry Chemical Physics, 2016, 18: 9042-9052.

[60] Beija M, Afonso C A M, Martinho J M G. Synthesis and Applications of Rhodamine Derivatives as Fluorescent Probes [J]. Chemical Society Reviews, 2009, 38: 2410-2433.

[61] Cong J, Wang Y, Zhang X, et al. A Novel Chemoradiation Targeting Stem and Nonstem Pancreatic Cancer Cells by Repurposing Disulfiram [J]. Cancer letters, 2017, 409: 9-19.

[62] Kodama Y, Horishita M, Tokunaga A, et al. Influence of Vasomodulators and Tumor Transplantation on the Disposition of 5-Fluorouracil after Application to the Liver Surface in Rats. Biopharmaceutics & Drug Disposition, 2017, 38: 367-372.

[63] Morris W, Briley W E, Auyeung E. Influence of Vasomodulators and Tumor Transplantation on the Disposition of 5-Fluorouracil after Application to the Liver Surface in Rats [J]. Journal of the American Chemical Society, 2014, 136: 7261-7264.

[64] Horcajada P, Chalati T, Serre C, et al. A Biocompatible Porous Mg-gallate Metal-organic Framework as An Antioxidant Carrier [J]. Nature Materials, 2010, 9: 172-178.

[65] Wang H N, Yang G S, Wang X L, et al. pH-Induced Different Crystalline Behaviors in Extended Metal-organic Frameworks Based on the Same Reactants [J]. Dalton Transactions, 2013, 42: 6294-6297.

[66] Cooper L, Hidalgo T, Gorman M, et al. A Biocompatible Porous Mg-gallate Metal-organic Framework as An Antioxidant Carrier [J]. Chemical Communications, 2015, 51: 5848-5851.

[67] Zhao H X, Zou Q, Sun S K, et al. Theranostic Metal-organic Framework Core-shell Composites for Magnetic Resonance Imaging and Drug Delivery [J]. Chemical Science, 2016, 7: 5294-5301.

[68] Li Y T, Tang J L, He L C, et al. Core-Shell Upconversion Nanoparticle@Metal-Organic Framework Nanoprobes for Luminescent/Magnetic Dual-Mode Targeted Imaging [J]. Advanced Materials, 2015, 27: 4075-4080.

[69] Chen Y F, Xu X B, Zhang J C, et al. Well-Defined Metal-Organic Framework Hollow Nanocages [J]. Angewandte Chemie International Edition, 2014, 53: 429-433.

[70] Gao X C, Hai X, Baigude H, et al. Fabrication of Functional Hollow Microspheres Constructed From MOF Shells: Promising Drug Delivery Systems with High Loading Capacity and Targeted Transport [J]. Scientific Reports, 2016, 6: 37705.

[71] Gao X C, Zhai M J, Guan W H, et al. Controllable Synthesis of a Smart Multifunctional Nanoscale Metal-Organic Framework for Magnetic Resonance/Optical Imaging and Targeted Drug Delivery [J]. ACS Applied Materials & Interfaces, 2017, 9: 3455-3462.

［72］ Hao R，Li M，Wang Y，et al. A Europium Complex With Excellent Two-Photon-Sensitized Luminescence Properties ［J］. Advanced Functional Materials，2007，17：3663-3669.

［73］ Cui Y，Yue Y，Qian G，et al. Luminescent Functional Metal-Organic Frameworks ［J］. Chemical Reviews，2012，112：1126-1162.

［74］ Serre C，Mellot-Draznieks C，Audebrand N，et al. Role of Solvent-Host Interactions That Lead to Very Large Swelling of Hybrid Frameworks ［J］. Science，2007，315：1828-1831.

［75］ Horcajada P，Chalati T，Serre C，et al. A Biocompatible Porous Mg-gallate Metal-organic Framework as An Antioxidant Carrier ［J］. Nature Materials，2010，9：172-178.

［76］ Xu B，Guo H L，Wang S，et al. Solvothermal synthesis of luminescent Eu（BTC）（H$_2$O）DMF hierarchical architectures ［J］. CrystEngComm，2012，14：2914-2919.

［77］ Huo S H，Yan X P. Metal-organic Framework MIL-100（Fe）for the Adsorption of Malachite Green From Aqueous Solution ［J］. Journal of Materials Chemistry，2012，22：7449-7455.

［78］ Pan F F，Wu J，Hou H W，et al. Solvent-Mediated Central Metals Transformation from a Tetranuclear Ni$^{II}$ Cage to a Decanuclear Cu$^{II}$ "Pocket" ［J］. Crystal Growth & Design，2010，10：3835-3837.

［79］ He Y，Zhong Y，Peng F，et al. One-pot Microwave Synthesis of Water-dispersible，Ultraphoto-and pH-stable，and Highly Fluorescent Silicon Quantum Dots ［J］. Journal of the American Chemical Society，2011，133：14192-14195.

［80］ Fukushima T，Horike S，Kobayashi H，et al. Modular Design of Domain Assembly in Porous Coordination Polymer Crystals via Reactivity-Directed Crystallization Process ［J］. Journal of the American Chemical Society，2012，134：13341-13347.

［81］ Nazari M，Rubio-Martinez M，Tobias G，et al. Metal-Organic-Framework-Coated Optical Fibers as Light-Triggered Drug Delivery Vehicles ［J］. Advanced Functional Materials，2016，26：3244-3249.

［82］ Horcajada P，Serre C，Vallet-Regí M，et al. Metal-Organic Frameworks as Efficient Materials for Drug Delivery ［J］. Angewandte Chemie International Edition，2006，45：5974-5978.

［83］ Horcajada P，Chalati T，Serre C，et al. Porous Metal-organic-framework Nanoscale Carriers as A Potential Platform for Drug Delivery and Imaging ［J］. Nature Materials，2010，9：172-178.

［84］ Della R J，Liu D，Lin W B. Nanoscale Metal-Organic Frameworks for Biomedical Imaging and Drug Delivery ［J］. Accounts of Chemical Research，2011，44：957-968.

［85］ Bag P P，Wang D，Chen Z，et al. Outstanding Drug Loading Capacity by Water Stable Microporous MOF：A Potential Drug Carrier ［J］. Chemical Communications，2016，52：3669-3672.

［86］ Cunha D，Gaudin C，Colinet I，et al. Rationalization of the Entrapping of Bioactive Molecules into A Series of Functionalized Porous Zirconium Terephthalate MOFs ［J］. Journal of Materials Chemistry B，2013，1：1101-1108.

［87］ Nazari M，Rubio-Martinez M，Tobias G，et al. Metal-Organic-Framework-Coated Optical Fibers as Light-Triggered Drug Delivery Vehicles ［J］. Advanced Functional Materials，2016，26：3244-3249.

［88］ Lee H J，Cho W，Oh M. Advanced Fabrication of Metal-organic Frameworks：Template-directed Formation of Polystyrene@ZIF-8 Core-shell and Hollow ZIF-8 Microspheres ［J］. Chemical Communications，2012，48：221-223.

［89］ Zhao M T，Deng K，He L C，et al. Core-Shell Palladium Nanoparticle@Metal-Organic Frameworks as Multifunctional Catalysts for Cascade Reactions ［J］. Journal of the American Chemical Society，2014，136：1738-1741.

［90］ Yang J，Zhang F J，Lu H Y，et al. Hollow Zn/Co ZIF Particles Derived from Core-Shell ZIF-67@ZIF-8 as Selective Catalyst for the Semi-Hydrogenation of Acetylene ［J］. Angewandte Chemie International Edition，2015，54：10889-10893.

[91] Ren J W, Musyoka N M, Langmi H W, et al. Fabrication of Core-shell MIL-101 (Cr) @ UiO-66 (Zr) Nanocrystals for Hydrogen Storage. International Journal of Hydrogen Energy, 2014, 39: 14912-14917.

[92] Gao X C, Zhai M J, Guan W H, et al. Controllable Synthesis of a Smart Multifunctional Nanoscale Metal-Organic Framework for Magnetic Resonance/Optical Imaging and Targeted Drug Delivery [J]. ACS Applied Materials & Interfaces, 2017, 9: 3455-3462.

[93] Esken D, Turner S, Wiktor C, et al. GaN@ZIF-8: Selective Formation of Gallium Nitride Quantum Dots inside a Zinc Methylimidazolate Framework [J]. Journal of the American Chemical Society, 2011, 133: 16370-16373.

[94] Zhang P C, Lock L L, Cheetham A G, et al. Enhanced Cellular Entry and Efficacy of Tat Conjugates by Rational Design of the Auxiliary Segment [J]. Molecular Pharmaceutics, 2014, 11: 964-973.

[95] Ding X W, Cai K Y, Luo Z. Biocompatible Magnetic Liposomes for Temperature Triggered Drug Delivery [J]. Nanoscale, 2012, 4: 6289-6292.

[96] Stella B, Arpicco S, Peracchia M T. Design of Folic Acid-Conjugated Nanoparticles for Drug Targeting [J]. Journal of Pharmaceutical Sciences, 2000, 89: 1452-1464.

[97] Kamaly N, Kalber T, Thanou M. Folate Receptor Targeted Bimodal Liposomes for Tumor Magnetic Resonance Imaging [J]. Bioconjugate Chemistry, 2009, 20: 648-655.

[98] Mauro N, Li Volsi A, Scialabba C, et al. Photothermal Ablation of Cancer Cells Using Folate-coated Gold/Grapheme Oxide Composite [J]. Current Drug Delivery, 2017, 14: 433-443.

[99] Licciard M, Li Volsi A, Mauro N, et al. Preparation and Characterization of Inulin Coated Gold Nanoparticles for Selective Delivery of Doxorubicin to Breast Cancer Cells [J]. Journal of Nanomaterials, 2016, 2078315.

[100] Chavan S, Vitillo J G, Uddin M J, et al. Functionalization of UiO-66 Metal-organic Framework and Highly Cross-linked Polystyrene with Cr (CO)$_3$: In Situ Formation, Stability, and Photo-reactivity [J]. Chemistry of Materials, 2010, 22: 4602-4611.

[101] Kodama Y, Horishita M, Tokunaga A, Nucleic Acid-Metal Organic Framework (MOF) Nanoparticle Conjugates [J]. Biopharmaceutics & Drug Disposition, 2017, 38: 367-372.

[102] Hirscher M. Hydrogen Storage by Cryoadsorption in Ultrahigh-Porosity Metal-Organic Frameworks. Angew. Chem. Int. Ed. 2011, 50, 581-582.

[103] He H B, Li R, Yang Z H. Preparation of MOFs and MOFs derived materials and their catalytic application in air pollution: A review Catalysis Today. 2021, 375, 10-29.

[104] Bag P P, Wang X S, Cao R. Microwave-assisted large scale synthesis of lanthanide metal-organic frameworks (Ln-MOFs), having a preferred conformation and photoluminescence properties. Dalton Trans. 2015, 44, 11954-11962.

[105] Zhu J Y, Xia T F, Cui Y T. A turn-on MOF-based luminescent sensor for highly selective detection of glutathione. J. Solid State Chem. 2019, 270, 317-323.

[106] Han G P, Wang K K, Peng Y G. Enhancing Higher Hydrocarbons Capture for Natural Gas Upgrading by Tuning van der Waals Interactions infcu-Type Zr-MOFs. Ind. Eng. Chem. Res. 2017, 56, 14633-14641.

[107] Lázaro I A, Wells C J R, Forgan R S. Angew. Chem. Int. Ed. 2020, 132, 5249-5255.

[108] Zheng M, Liu S, Guan X G. One-Step Synthesis of Nanoscale Zeolitic Imidazolate Frameworks with High Curcumin Loading for Treatment of Cervical Cancer. ACS Appl. Mater. Interfaces. 2015, 7, 22181-22187.

[109] Rieter W J, Pott K M, Taylor K M L. Nanoscale Coordination Polymers for Platinum-Based Anticancer Drug Delivery. J. Am. Chem. Soc. 2008, 130, 11584-11585.

[110] Nunzio M R D, Agostoni V, Cohen B. A "Ship in a Bottle" Strategy To Load a Hydrophilic An-

ticancer Drug in Porous Metal Organic Framework Nanoparticles: Efficient Encapsulation, Matrix Stabilization, and Photodelivery. J. Med. Chem. 2014, 57, 411-420.

[111] Zhuang J, Kuo C H, Chou L Y. Optimized Metal-Organic-Framework Nanospheres for Drug Delivery: Evaluation of Small-Molecule Encapsulation. ACS Nano. 2014, 8, 2812-2819.

[112] Zhang F M, Dong H , Zhang X. Postsynthetic Modification of ZIF-90 for Potential Targeted Codelivery of Two Anticancer Drugs. ACS Appl. Mater. Interfaces. 2017, 9, 27332-27337.

[113] Yan J Q, Liu C , Wu Q W, Mineralization of pH-Sensitive Doxorubicin Prodrug in ZIF-8 to Enable Targeted Delivery to Solid Tumors. Anal. Chem. 2020, 92, 11453-11461.

# 第4章

# MOFs 基 pH 和光响应药物载体

　　静脉注射药物后，其会随着血液在各个组织内富集，对各个器官产生较大的损害，具有较大的毒副作用。同时，药物会被快速代谢，从而降低了治疗效率。为了提高药物的治疗效率并减少毒副作用，科研人员提出两种方案：①合成特异性响应的药物载体。特异性响应药物载体在 pH 值、温度、光照等条件发生改变时可以特异性释放药物。因此，可以根据正常组织与癌变组织的微环境差异性设计得到在癌组织周围释放药物而在正常组织周围不释放药物的特异性响应药物载体，克服传统药物载体无差别释放的缺点，从而减小生物毒性、提高治疗效率[1-8]。②光动力治疗。光动力疗法（PDT）是一种微创疗法，其过程主要包括光敏剂在光照射下与周围的氧分子相互作用，产生活性氧（ROS）。ROS 能引起癌细胞的损伤并诱导癌细胞死亡，从而达到抑制癌症的作用。与传统的抗癌疗法相比，PDT 具有很小的耐药性生物毒性，因此是一种理想的治疗癌症的方法[9-15]。

　　金属-有机骨架（MOFs）是由金属离子和有机配体自组装而成。其具有许多不同于无机纳米粒子的特殊性质，例如固有的孔结构、可调的晶体结构、低的细胞毒性、可生物降解性和功能多样性，这些性质使得 MOFs 在特异性响应药物载体和光动力治疗中具有极大的潜力[16-21]。目前基于 MOFs 的特异性响应药物载体和光动力治疗研究还较少，仍具有较大的挑战。基于以上背景，本节中设计合成了片层 Zn-MOFs 用于 pH 响应药物释放和 PB@Ti-MIL-125 核壳结构用于荧光成像和光动力治疗。

## 4.1 Zn-MOFs 基 pH 响应药物载体

### 4.1.1 Zn-MOFs 的制备

与块状材料相比，片层材料具有更大的比表面积、更多的活性位点、更易于功能化等特殊的性质在材料科学领域受到了广泛关注。金属-有机骨架材料（MOFs）具有稳定性高、比表面积高、组成可调、结构可调、功能多样等特点，在气体储存、化学分离、催化转化、磁性、传感和锂离子储存方面得到了广泛的应用[22-29]。近几年，由于层状 MOFs 可能具有更优异的性质和更广泛的应用，设计合成层状 MOFs 成为了科研工作者的研究重点[30-32]。Yang 等人通过剥离层状 MOFs 制备了 MOFs 纳米片，该 MOFs 纳米片具有优异的 $H_2/CO_2$ 选择性[33]。Zhang 等人设计合成了一种 MOFs 纳米片传感器可实时跟踪活细胞中的 $H_2O_2$[34]。尽管通过剥离层状 MOFs 得到了部分功能性的 MOFs 纳米片，但目前还没有有关 MOFs 纳米片用于药物递送方面的报道。

以药物活性分子布洛芬为配体，$Zn^{2+}$ 为金属节点，合成了层状 Zn-MOFs。当在反应体系中加入十二烷基苯磺酸钠作为剥层试剂，可以得到 Zn-MOFs 纳米片。得到的 Zn-MOFs 纳米片在酸性条件下，骨架容易坍塌，从而表现出明显的 pH 可控药物释放行为。而块状 Zn-MOFs 结构稳定，并未表现出明显的 pH 可控药物释放行为。也就是说，本节中成功地采用表面活性剂辅助合成方法获得了 MOFs 纳米片。与块状 Zn-MOFs 相比，合成的 Zn-MOFs 纳米片表现出了新的性质，即 pH 可控药物释放。

块状 Zn-MOFs 的合成：将 0.427 mmol Zn（$CH_3CO_2$）$_2$ · $2H_2O$、0.853 mmol 布洛芬和 0.853 mmol 偶氮吡啶加入到 6.6 mL 乙醇和 3.3 mL 二次蒸馏水的混合溶液中，超声 10 min 后，在 85℃ 的条件下反应 72 h，以 5℃ /h 的速率冷却至室温，过滤，用乙醇洗涤多次，产物自然干燥。

Zn-MOFs 纳米片的合成：将 0.427 mmol Zn（$CH_3CO_2$）$_2$ · $2H_2O$、0.853 mmol 布洛芬、0.144 mmol 十二烷基苯磺酸钠和 0.853 mmol 偶氮吡啶加入到 6.6 mL 乙醇和 3.3 mL 二次蒸馏水的混合溶液中，超声 10 min 后，在 85℃ 的条件下反应 72 h，以 5℃ /h 的速率冷却至室温，过滤，用乙醇洗涤多次，产物自然干燥。

Zn-MOFs 的药物释放行为研究：将 20 mg 块状 Zn-MOFs 和 20 mg Zn-MOFs 纳米片分别置于截留量为 3500 的透析袋中，然后将该透析袋和 10 mL 不同 pH 值的磷酸缓冲溶液（PBS，7.4 和 5.0）一起放置于 50 mL 的离心管中，于 37℃ 下进行布洛芬的释放。每隔一段时间，取 2 mL 溶液测其在 264 nm 处的

紫外吸光度值，其布洛芬的释放量可以通过以下公式计算：布洛芬的释放率＝
已释放的布洛芬的量/布洛芬的总量×100%。

### 4.1.2 Zn-MOFs 的结构表征

由 X 射线单晶解析得到 Zn-MOFs 属于单斜晶系 C2/c 空间群。Zn-MOFs 的
不对称单元包含一个 $Zn^{2+}$ 中心，两个布洛芬配体和一个偶氮吡啶配体。如图 4-1
（A）和图 4-1（B）所示，Zn 为六配位，属于八面体，其中四个氧原子来源于两
个布洛芬配体的双齿螯合，两个氮原子来源于偶氮吡啶的氮原子。Zn—O 的键
长为 1.949（2）Å，Zn—N 的键长为 2.043（2）Å。Zn—MOFs 的不对称单元
通过偶氮吡啶彼此连接成一维链状。随后，一维链通过 π-π 堆积形成层状 Zn-
MOFs，如图 4-1（C）和图 4-1（D）所示。

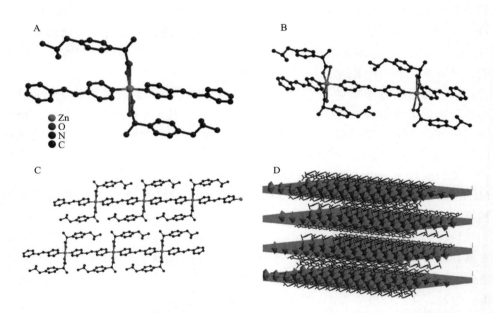

**图 4-1 （A、B）Zn-MOFs 结构单元的配位结构图；（C、D）Zn-MOFs 的层状结构**

图 4-2 是块状 Zn-MOFs 和 Zn-MOFs 纳米片的扫描电镜图。块状 Zn-MOFs
形貌规整，大小约为 20 μm，如图 4-2（a）所示。当加入表面活性剂十二烷基苯
磺酸钠后，可以得到厚度约为 100 nm 的 Zn-MOFs 纳米片，如图 4-2（b）所示。
产生这一现象的原因可能是十二烷基苯磺酸钠可以与 $Zn^{2+}$ 产生弱的配位作用从
而附着在 Zn-MOFs 层的表面，从而限制了 Zn-MOFs 纳米层的 π-π 堆积。最终
得到了 Zn-MOFs 纳米片。为了验证剥层后 Zn-MOFs 的结构并未发生变化，我
们进行了粉末 X 射线衍射（PXRD）测试，结果如图 4-3 所示，块状 MOFs 和

Zn-MOFs 纳米片的 PXRD 谱图与模拟谱基本一致，峰形尖锐，未出现其他杂峰。

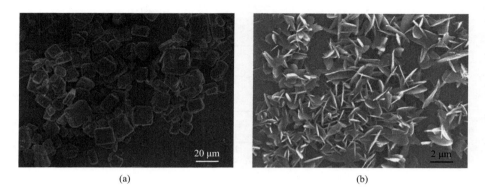

(a)                                      (b)

**图 4-2　（a）块状 Zn-MOFs 的扫描电镜图；（b）Zn-MOFs 纳米片的扫描电镜图**

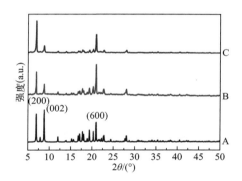

**图 4-3　（A）Zn-MOFs 单晶模拟图；（B）块状 Zn-MOFs 的 PXRD 图；**
**（C）Zn-MOFs 纳米片的 PXRD 图**

此外，红外光谱图表明块状 MOFs 和 Zn-MOFs 纳米片的吸收峰峰位和峰形均一致，如图 4-4 所示。图 4-4（A）是布洛芬的红外光谱图，3027 $cm^{-1}$ 处的吸收峰是烷基链的振动吸收，1598 $cm^{-1}$ 和 1399 $cm^{-1}$ 处的吸收峰是羧基的不对称和对称伸缩振动吸收。图 4-4（D）是偶氮吡啶的红外光谱图，2952 $cm^{-1}$ 和 2865 $cm^{-1}$ 处的吸收峰是 C-H 的特征振动吸收，在 1720 $cm^{-1}$ 处的吸收峰是 C＝N 的特征伸缩振动吸收。图 4-4（B）和 4-4（C）分别是块状 MOFs 和 MOFs 纳米片的红外光谱图，显而易见，MOFs 纳米片和块状 MOFs 的红外光谱图一致，其包含了偶氮吡啶和布洛芬的特征吸收且无其他杂吸收峰。以上结果表明，在离心洗涤过程中，成功地去除了表面活性剂十二烷基苯磺酸钠。也就是说，我们得到了高纯度的 Zn-MOFs 纳米片。热重分析进一步证实了这一结果。MOFs 纳米片和块状 MOFs 具有一致的失重曲线（图 4-5）。从 260℃ 开始，Zn-MOFs 的骨架开始分解，表明 Zn-MOFs 具有较好的热稳定性。

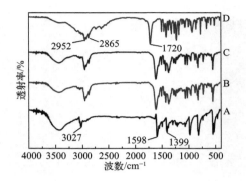

图 4-4　（A）布洛芬的红外光谱图；（B）块状 Zn-MOFs 的红外光谱图；
（C）Zn-MOFs 纳米片的红外光谱图；（D）偶氮吡啶的红外光谱图

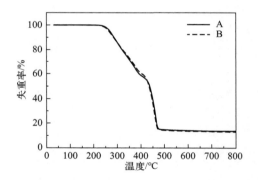

图 4-5　（A）块状 Zn-MOFs 的热重曲线；（B）Zn-MOFs 纳米片的热重曲线

## 4.1.3　Zn-MOFs 的药物释放行为研究

图 4-6 是块状 Zn-MOFs 和 Zn-MOFs 纳米片的药物释放曲线。在 pH 为 5 时，Zn-MOFs 纳米片表现出了明显的药物释放，其药物释放率可达 100%，释放时间为 11 h。然而，块状 Zn-MOFs 的药物释放行为不明显，其药物释放率仅仅为 10%。在 pH 为 7.4 时，块状 Zn-MOFs 和 Zn-MOFs 纳米片均没有药物释放行为。以上结果表明，与块状 Zn-MOFs 相比，Zn-MOFs 纳米片具有明显的 pH 可控药物释放行为。产生这种现象的原因可能是，Zn-MOFs 纳米片在酸性条件下不稳定，结构容易坍塌，从而释放出药物布洛芬。药物释放后的粉末 X 射线衍射（PXRD）谱图证实了这一结果，如图 4-7 所示，在 pH 为 5 时，药物释放完成后，其 PXRD 谱图中没有明显的衍射峰，表明 Zn-MOFs 纳米片的结构

已坍塌〔图 4-7（D）〕。而块状 Zn-MOFs 仍保持完整的结构〔图 4-7（B）〕。在 pH 为 7.4 时，药物释放完成后，块状 Zn-MOFs 和 Zn-MOFs 纳米片均保持完整的结构，如图 4-7（A）和图 4-7（C）。

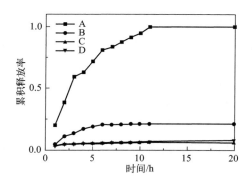

图 4-6 （A）Zn-MOFs 纳米片在 pH 为 5 的磷酸缓冲液中的药物释放曲线；（B）Zn-MOFs 纳米片在 pH 为 7.4 的磷酸缓冲液中的药物释放曲线；（C）块状 Zn-MOFs 在 pH 为 7.4 的磷酸缓冲液中的药物释放曲线；（D）块状 Zn-MOFs 在 pH 为 5 的磷酸缓冲液中的药物释放曲线

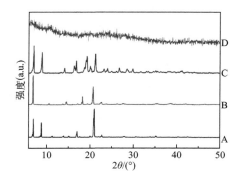

图 4-7 （A）与 pH 为 7.4 的磷酸缓冲液作用后的块状 Zn-MOFs 的 PXRD 谱图；（B）与 pH 为 5 的磷酸缓冲液作用后的块状 Zn-MOFs 的 PXRD 谱图；（C）与 pH 为 7.4 的磷酸缓冲液作用后的 Zn-MOFs 纳米片的 PXRD 谱图；（D）与 pH 为 5 的磷酸缓冲液作用后的 Zn-MOFs 纳米片的 PXRD 谱图

## 4.2 Ti-MIL-125 基光动力治疗体系

### 4.2.1 PB@Ti-MIL-125 的制备

光动力疗法（PDT）作为一种新兴的治疗方法受到了科研工作者的广泛关

注。此外，其在癌症治疗领域的应用得到了科研工作者的广泛探索[35-39]。金属-有机骨架（MOFs）具有许多不同于无机纳米粒子的特殊性质，这些性质使得 MOFs 在光动力治疗中具有极大的潜力[40-45]。例如，Lin 等人报道了一种纳米级的多孔 Hf-MOFs 用于光动力治疗癌症[46]。Zhou 等人构筑了叶酸修饰的、粒径可控的 Zr-MOFs 用于靶向光动力治疗癌症[47]。Lin 等人设计合成了 2D 金属有机层（MOLs），将 MOFs 的 3D 维度降低到二维使得活性氧（ROS）能够更加自由地扩散，从而展现出更高的光动力治疗效率[48]。尽管科研工作者已证实 MOFs 具有很好的光动力治疗癌症的能力，但是由于其功能的单一性极大地限制了 MOFs 的实际应用。目前还没有可同时用于生物荧光成像和光动力治疗癌症的 MOFs 的报道。

在这项研究中，我们成功地合成了 MOFs@MOFs 核壳结构用于生物成像和光动力治疗。Ti-MOFs（Ti-MIL-125）是由四价 $Ti^{4+}$ 和对苯二甲酸自组装的而成的多孔材料，其具有良好的化学稳定性和光氧化性能。此外，Ti-MIL-125 是一种良好的光催化剂，因此 Ti-MIL-125 在光动力治疗方面具有较大的潜力[49-56]。普鲁士蓝（PB）是一种半导体纳米材料，由于其固有的电子能带结构和陷阱态而具有光致发光特性[57-60]。基于上述背景，我们设计合成了 PB@Ti-MIL-125 复合物。合成的 PB@Ti-MIL-125 核壳结构可以成功地将生物荧光成像和光动力治疗集于一体，其合成示意图如图 4-8 所示。位于核壳结构内部的 PB 可以呈现强烈的荧光用于生物成像，外部的 Ti-MIL-125 可以用作 PDT 的光敏试剂。此外，体外细胞实验证实 PB@Ti-MIL-125 能够进入细胞并在紫外光照射下诱导癌细胞凋亡。综上所述，这项工作首次合成了可同时用于 PDT 和生物成像的多功能 MOFs，为基于 MOFs 的多功能光动力治疗试剂的合成提供了基础。

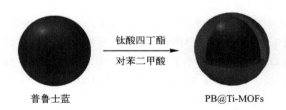

普鲁士蓝　　　　　　　　　　PB@Ti-MOFs

**图 4-8　PB@Ti-MOFs 的合成示意图**

普鲁士蓝（PB）的合成：根据文献合成 PB[60]。在磁力搅拌下，3 g 聚乙烯吡咯烷酮 PVP 和 226.7 mg $K_3[Fe(CN)_6]$ 加入 40 mL 二次蒸馏水中。分散形成澄清溶液后加入 35.0 μL 浓盐酸，继续磁力搅拌 30 min 后放入反应釜中，80℃下反应 20 h。待产物冷却至室温后用二次水和乙醇离心洗涤多次，60℃下干燥 12 h。

PB@Ti-MIL-125 的合成：0.05 g PB 和 4.8 mL 钛酸四丁酯加入 10 mL 除水后的 $N$，$N$-二甲基甲酰胺（DMF）中搅拌过夜，离心分离。将得到的固体重新分散于 36 mL 除水的 DMF 和除水的 4 mL 甲醇中，分散后加入 4.4 g 对苯二甲酸。随后在 80℃ 的油浴中反应 24 h，产物离心洗涤多次后真空干燥。

体外细胞荧光成像实验：将 HepG-2 肝癌细胞和 HL-7702 肝细胞分别接种在 6 孔板上，过夜培养后，将 PB@Ti-MIL-125 加入到培养 HepG-2 细胞和 HL-7702 细胞的孔中，粒子在培养基中的浓度为 0.2 mg/mL。继续培养 6 h 后，用磷酸缓冲液（PBS，pH = 7.4）冲洗细胞三次。最后在 473 nm 激发波长下用激光共聚焦显微镜（OLYMPUS，IX81）对细胞成像。

体外细胞毒性实验：利用 MTT 比色法检测 PB@Ti-MIL-125 的细胞毒性。将肝细胞 HL-7702 和肝癌细胞 HepG-2 以每孔 $10^4$ 个细胞的密度接种到三个 96 孔板上，在 5% $CO_2$、37℃ 条件下培养 24 h，将三个 96 孔板分别标记为 A、B 和 C。然后，将不同浓度的 PB@Ti-MIL-125 溶液分别加入到 A 和 B 孔板中。其在培养基中的浓度梯度设定为 0、6.25、12.5、25、50、100 和 200 $\mu$g/mL。培养 2 h 后将 B 板和 C 板用紫外灯照射 30 min。将 A、B 和 C 板继续培养 24 h 后移除培养基，将 20 $\mu$L 的 MTT 溶液加入到每个孔中并在培养箱中培养 4 h，最后加入 150 $\mu$L 二甲基亚砜（DMSO），振荡 10 min 后用酶标仪在 570 nm 处测试其吸光度值。细胞存活率可以通过以下公式计算：细胞存活率＝实验组的吸光度值/对照组的吸光度值×100%。

## 4.2.2　PB@Ti-MIL-125 的结构表征

图 4-9（A）和图 4-9（C）是 PB 的扫描电镜图和透射电镜图，显而易见，合成的 PB 分散性好、粒径均一，大约为 100 nm。其形貌为规整的正方体。图 4-9（B）和图 4-9（D）是 PB@Ti-MIL-125 的扫描电镜图和透射电镜图。包覆 Ti-MIL-125 后，PB@Ti-MIL-125 的分散性良好、形貌规整，呈现了明显的核-壳结构，其包覆厚度为 10 nm 左右。图 4-10 是 PB@Ti-MIL-125 的粉末 X 射线衍射（PXRD）谱图，其 PXRD 谱图表明合成的 PB@Ti-MIL-125 具有较好的结晶度，且 PB@Ti-MIL-125 的 PXRD 谱图包含了 PB 和 Ti-MIL-125 的所有特征峰，且没有出现其他杂峰。上述结果表明我们成功地合成了 PB@Ti-MIL-125 复合物。此外 PB@Ti-MIL-125 的红外光谱图（FTIR）和固体紫外可见吸收光谱也证实了这一结果，如图 4-11 和图 4-12 所示。PB@Ti-MIL-125 的 FTIR 谱图包含了 PB 和 Ti-MIL-125 的特征振动吸收峰。在 PB 的 FTIR 谱图中，2087 cm$^{-1}$ 处的吸收峰是 C≡N 的振动吸收。在 Ti-MIL-125 的 FTIR 谱图中，1395 cm$^{-1}$ 处的吸收峰是苯环的振动吸收。PB@Ti-MIL-125 的固体紫外可见吸收光谱也包含了 PB 和

Ti-MIL-125 的特征吸收峰。由于 PB@Ti-MIL-125 核壳结构的形成，PB@Ti-MIL-125 比 PB 呈现了更明显的失重，如图 4-13 所示，根据 PB 和 PB@Ti-MIL-125 热重分析曲线（TGA）可以推算出 Ti-MIL-125 的包覆率为 6.9%。

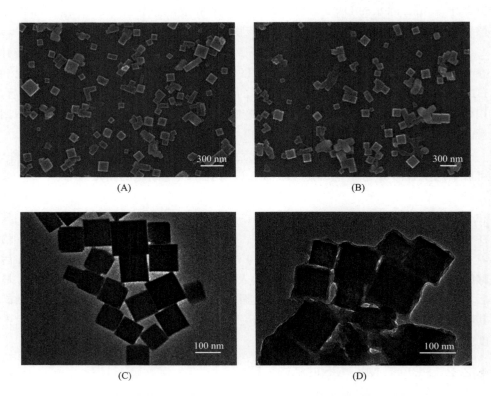

图 4-9　(A) PB 的扫描电镜图；(B) PB@Ti-MIL-125 的扫描电镜图；
(C) PB 的透射电镜图；(D) PB@Ti-MIL-125 的透射电镜图

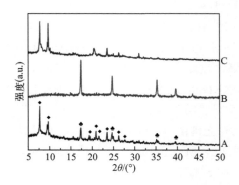

图 4-10　(A) PB@Ti-MIL-125 的 PXRD 谱图；(B) PB 的 PXRD 谱图；
(C) Ti-MIL-125 的 PXRD 谱图

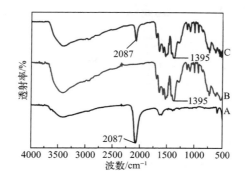

图 4-11 （A）PB 的红外光谱图；（B）Ti-MIL-125 的红外光谱图；
（C）PB@Ti-MIL-125 的红外光谱图

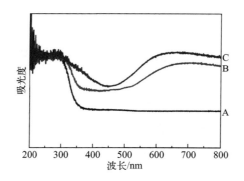

图 4-12 （A）PB 的固体紫外光谱图；（B）PB@Ti-MIL-125 的固体紫外光谱图；
（C）Ti-MIL-125 的固体紫外光谱图

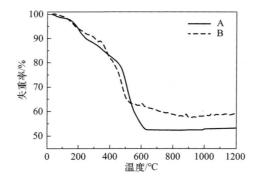

图 4-13 （A）PB@Ti-MIL-125 的热重曲线图；（B）PB 的热重曲线图

### 4.2.3　PB@Ti-MIL-125 的荧光成像和光动力治疗性能研究

图 4-14 是 PB@Ti-MIL-125 的荧光光谱图。PB@Ti-MIL-125 的最大激发波长为 345 nm，其最大发射波长为 693 nm。由于—C≡N—存在于 PB 的整个骨架中，因此 PB 可以发射出类似碳量子点的荧光[60,61]，从而用于生物成像。

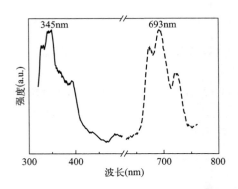

**图 4-14　PB@Ti-MIL-125 的荧光光谱图**

利用 MTT 法研究了 PB@Ti-MIL-125 的光动力治疗能力。我们首先探究了不同浓度的 PB@Ti-MIL-125 对正常细胞 HL-7702 和癌细胞 HepG-2 的细胞毒性大小，其结果如图 4-15 （A）和图 4-16 （a）中（A）所示。当 PB@Ti-MIL-125 的浓度高达 200 $\mu$g/mL 时，HL-7702 细胞和 HepG-2 细胞的存活率仍超过 80%，表明 PB@Ti-MIL-125 本身生物毒性较小。图 4-15 （B）是 HL-7702 细胞在 5W 的紫外灯照射 30 min，继续培养 24 h 后的存活率，其存活率为 85%，表明紫外光对 HL-7702 细胞的损伤小。图 4-15 （C）是 HL-7702 细胞在与 PB@Ti-MIL-125 共同孵育 2 h 后用 5W 的紫外灯照射 30 min，继续培养 24 h 后的存活率，其存活率为 73%，表明 PB@Ti-MIL-125 在紫外光照射下对 HL-7702 细胞具有一定的毒性，但是毒性较小。图 4-16 （a）中（B）是 HepG-2 细胞在 5W 的紫外灯照射 30 min，继续培养 24 h 后的存活率，其存活率为 62%，表明紫外光对 HepG-2 细胞具有较大的杀伤作用。图 4-16 （a）中（C）是 HepG-2 细胞在与 PB@Ti-MIL-125 共同孵育 2 h 后用 5W 的紫外灯照射 30 min，继续培养 24 h 后的存活率，其存活率为 47%，表明 PB@Ti-MIL-125 在紫外光照射下对 HepG-2 细胞具有很大的毒性。以上结果表明在紫外光照射下，PB@Ti-MIL-125 对癌细胞 HepG-2 产生了明显的杀伤作用，而对于正常细胞 HL-7702 的损伤较小。产生这种现象可能的原因是癌细胞表面不光滑，形状不规整，与正常细胞相比，更易于吞噬 PB@Ti-MIL-125 粒子。当进入癌细胞后，PB@Ti-MIL-125 可以在紫外线照射下产生超氧自由基阴离子。形成的超氧自由基阴离子可以破坏细胞并诱导细胞凋亡。图 4-16（b）是 PB@Ti-MIL-125 的电子顺磁共振波谱（EPR），其 EPR 表明在紫外光照射下可以检测到超氧自由基阴离子的信号，表明 PB@ Ti-MIL-125 在紫外光下可以生成超氧自由基阴离子。PB@Ti-MIL-125 产生超氧自由基阴离子的过程可以推断如下。在紫外光照射下，电子可以从激发的配体转移到 Ti-O 团簇以形成 Ti$^{3+}$ 部分。形成的 Ti$^{3+}$ 能与分子氧反应生成超氧自由基阴离子，而 Ti$^{3+}$ 被氧化成 Ti$^{4+}$[62]。因此 PB@Ti-MIL-125 是一种理想的光敏化剂，可被用于光动力治疗。

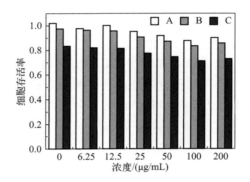

图 4-15 （A）PB@Ti-MIL-125 对 HL-7702 细胞的生物毒性图；
（B）紫外照射 30 min 对 HL-7702 细胞的生物毒性图；
（C）PB@Ti-MIL-125 和紫外照射 30 min 共同作用后对 HL-7702 细胞的生物毒性图

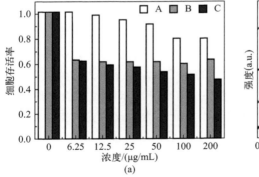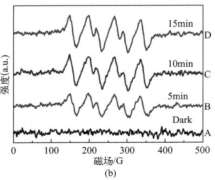

图 4-16 （a）PB@Ti-MIL-125 对 HepG-2 细胞的生物毒性图（A）、紫外照射 30 min 对 HepG-2 细胞的生物毒性图（B）和 PB@Ti-MIL-125 和紫外照射 30 min 共同作用后对 HepG-2 细胞的生物毒性图（C）；（b）PB@Ti-MIL-125 的电子顺磁共振波谱

## 4.3 UiO-67 基化学/光动力协同治疗体系

### 4.3.1 DOX@UiO-67@TiO$_2$ 的制备

MOFs 由于其孔径规则可调、生物相容性好、表面易修饰等优点，被广泛应用于药物递送[63]。但基于化学治疗的药物递送体系均受到耐药性的困扰，因此近些年来研究者们常将其与一些其他的治疗方法相结合构成协同治疗体系以提高治疗效率。2018 年，Tang 等人开发了一种新型 AuNR@MOF 纳米核壳结构，并且负载盐酸阿霉素（DOX）用于化疗和光热疗法并行的高效协同治疗[64]。2020 年，基于 MOF、Au 纳米颗粒和抗癌药物喜树碱（CPT），Wang 课题组成功构建了可同时递送抗癌药物喜树碱和产生过氧化氢的纳米药物 Au/FeMOF@CPT，实现化疗与化学动力学治疗相结合的协同治疗效果[65]。2021 年，通过负载抗癌药物磷酸氯喹（CQ）和表面包覆肝素（HA），Yin 课题组制备了结合化疗和光动力治疗的抗癌体系，大大提高了抑癌效率[66]。

由于治疗可控、副作用小以及治疗彻底等优势，基于纳米光敏材料的光动力治疗体系越来越受到关注，其可在光照射下产生活性氧，有效诱导癌细胞凋亡。二氧化钛（TiO$_2$）纳米粒子因其具有易合成、良好的生物相容性、良好的化学稳定性和较高的光转换效率而受到研究者们的关注。迄今为止，TiO$_2$ 纳米颗粒已作为光敏剂应用于口腔癌、宫颈癌、乳腺癌等癌症的光动力治疗[67−69]。然而，由于其功能单一，进一步的应用受到限制。因此，构建基于 TiO$_2$ 纳米颗粒的多功能诊疗体系是十分有必要的。

在本部分工作中，基于 TiO$_2$ 纳米颗粒，我们设计了一种集化疗和光动力治疗于一体的新型多功能诊疗体系，DOX@UiO-67@TiO$_2$。其中，抗癌药物盐酸阿霉素（DOX）被封装在 UiO-67 纳米颗粒的孔道中，用于荧光生物成像和化学药物抑癌。随后将 TiO$_2$ 纳米颗粒原位生长在 UiO-67 纳米颗粒表面，形成 DOX@UiO-67@TiO$_2$ 核壳结构。该纳米结构可作为光动力治疗的光敏剂，在紫外线照射下产生 ROS，与化疗结合形成协同治疗体系，增强癌症治疗效果。此外，DOX@UiO-67@TiO$_2$ 还可作为荧光生物成像试剂用于癌组织成像。

合成 UIO-67 纳米粒子：根据文献报道的合成方法，成功合成了粒径为 100～150 nm 的 UiO-67 纳米粒子[36]。首先将氯化锆（ZrCl$_4$，0.12 g）和苯甲酸（0.5625 g）均匀分散到 $N$，$N$-二甲基甲酰胺（DMF，20 mL）中并超声 10 min 直至完全溶解。然后向上述溶液中加入联苯二甲酸（H$_2$BPDC，0.125 g）并且继续超声分散 10 min，随后将上述溶液转移到聚四氟乙烯釜中，加热到 120℃保温 24 h 并且快速降温至室温，离心收集反应得到的白色沉淀，用 DMF 和乙醇洗涤数次，在 60℃下于真空烘箱中干燥得到 UiO-67 白色粉末。

制备 UiO-67@TiO$_2$ 核壳纳米粒子：对文献报道的合成方法进行改进，成功合成了 UiO-67@TiO$_2$ 核壳纳米粒子[37]。首先，将 UiO-67 纳米粒子（50 mg）和聚乙烯吡咯烷酮（PVP，相对分子质量 30000，2 g）在超声条件下均匀分散到 150 mL 无水乙醇中，形成分散液 A。将氟化钛（TiF$_4$，5 mmol）在超声条件下均匀分散到 12 mL 去离子水中，形成分散液 B。然后将分散液 B 快速加入溶液 A 中，并加热到 60℃持续剧烈搅拌 12 h。随后加热到 100℃后，快速加入 NH$_3$·H$_2$O（0.567 mL，质量分数 25%）搅拌 10 min 后转移至聚四氟乙烯反应釜中，加热到 180℃保温反应 6 h。降温至室温后，离心收集产物，用去离子水、乙醇洗涤数次，60℃真空干燥后得到浅黄色粉末 UiO-67@TiO$_2$。

制备 DOX@UiO-67@TiO$_2$ 复合纳米粒子：首先将阿霉素（DOX，0.1 g）均匀分散到去离子水（10 mL）中，随后加入所合成的 UiO-67@TiO$_2$（0.1 g）核壳纳米粒子，并在室温下搅拌 24 h。离心分离并用去离子水洗涤数次直至上清液在紫外灯的照射下没有明显的来自阿霉素的红色荧光。最后将产物在真空烘箱中 60℃ 烘干过夜，得到粉色粉末 DOX@UiO-67@TiO$_2$。

UiO-67 药物负载能力研究：为研究 UiO-67 对 DOX 的负载能力，首先要建立 DOX 的标准浓度曲线。准确配制浓度梯度为 0、6.25、12.5、25、50、100 $\mu$g/mL 的 DOX 溶液，测其在 480 nm 处的紫外吸收，线性拟合得到 DOX 的标准浓度曲线以及 DOX 浓度与吸光度值的标准方程。随后根据以下公式得到 UiO-67 对 DOX 的负载量：DOX 的负载率＝（$m_1-m_2$）/$m$，其中 $m_1$ 代表初始的 DOX 的质量，$m_2$ 代表洗涤液中的 DOX 的质量，$m$ 代表 DOX@UiO-67@TiO$_2$ 的质量。其中洗涤液中 DOX 的质量（$m_2$）可以通过测试洗涤液的紫外光谱，并根据 DOX 的标准浓度曲线计算得到。

DOX@UiO-67@TiO$_2$ 的药物释放行为研究：通过透析法研究 DOX@UiO-67@TiO$_2$ 复合纳米粒子的体外药物释放行为。人体正常生理组织和肿瘤组织的 pH 存在差异，正常组织环境的 pH 值约为 7.4，而癌组织环境呈现弱酸性，pH 值为 4.0～7.0，故本部分工作选取 pH 值为 5.6、7.4 和 8.0 的 PBS 缓冲溶液作为透析介质来研究该材料的药物释放能力。首先分别将 50 mL 不同 pH 值（5.6、7.4、8.0）的 PBS 缓冲溶液加入到 150 mL 的圆底烧瓶中，放置在 37 ℃ 恒温水浴锅中模拟活体温度，随后在上述圆底烧瓶中分别放入装有 50 mg DOX@UiO-67@TiO$_2$ 纳米复合粒子的透析袋（截留量＝3500）。实时监测 DOX@UiO-67@TiO$_2$ 纳米复合粒子在不同 pH 条件下 DOX 的释放，一定时间间隔内取 2 mL 溶液测试其 487 nm 处的紫外吸光度值，通过 DOX 标准浓度曲线可知溶液内 DOX 的浓度，并根据公式计算 DOX 的释放量：DOX 的释放率（%）＝已释放的 DOX 的量/DOX 的负载总量×100%。

UiO-67@TiO$_2$ 的自由基捕获实验：为验证 UiO-67@TiO$_2$ 在紫外光照射下自由基的产生，本部分工作选择罗丹明 B（RhB）作为污染物模板进行催化实验。首先将 UiO-67@TiO$_2$（50 mg）分散到 RhB 水溶液（10 mg/L，30 mL）中，在黑暗条件下搅拌 1 h 直至达到吸附-脱附平衡。然后在配有 300 W 氙灯的光反应仪中进行催化实验，每隔 30 min 在体系中抽取 2 mL 悬浮液，离心分离取上清液，用 UV-vis 光谱仪测试其于 550 nm 波长处的吸光度值。为探究此光催化过程中的主要活性物质，继续以 RhB 为模板进行了自由基捕获实验。捕获剂均在光照实验前加入，分别采用叔丁醇（TBA）捕获羟基自由基（·OH）、苯醌（BQ）捕获超氧自由基（·O$_2^-$）、叠氮钠（NaN$_3$）捕获单线态氧（$^1$O$_2$）。

DOX@UiO-67@TiO$_2$ 的体外细胞毒性实验：本部分工作选取肺癌细胞 A549 作为癌细胞模型，用含有 10% 牛血清和 1% 青链霉素混合液的 DMEM 高糖培养基培养细胞。选取肝细胞 HL-7702 作为正常细胞模型，用含有 10% 牛血清和 1% 青链霉素混合液的 RPMI-1640 培养基培养细胞。用含有 5% CO$_2$ 的 37℃ 恒温细胞培养箱培养。采用 MTT 比色法测定 DOX@UiO-67@TiO$_2$ 纳米粒子的体外细胞毒性。首先以每个孔 $1\times10^4$ 个细胞的密度将 A549 癌细胞和 HL-7702 正常细胞分别接种在 96 孔板中贴壁培养 24 h。然后移除孔板内完全培养基，分别加入含有 UiO-67、UiO-67@TiO$_2$ 和 DOX@UiO-67@TiO$_2$ 的基础培养基，且其在基础培养基中的浓度梯度为 0、6.25、12.5、25、50、100 和 200 μg/mL。培养 2 h 后，用紫外光照射 30 min。持续培养 22 h 后，在每个孔中避光加入 MTT（10 μL）溶液，并置于恒温培养箱中继续避光培养 4 h。随后移除上清液，加入二甲基亚砜（DMSO，100 μL）震荡 10 min，用酶标仪测试其在 570 nm 和 630 nm 波长处的吸光度值。细胞存活率可以通过以下公式计算：细胞存活率（%）=（实验组的 570 nm 处吸光度值－实验组 630 nm 处吸光度值）/（对照组的 570 nm 处吸光度值－对照组 630 nm 处吸光度值）×100%。

DOX@UiO-67@TiO$_2$ 的体内抗肿瘤效果评价：本部分工作选取 C57 小黑鼠为实验用鼠，使用 B16 黑色素瘤癌株在小鼠双侧腋窝建立小鼠肿瘤模型。首先建立荷瘤小黑鼠模型，培养一周后将小黑鼠随机分为两组（$n=5$/组），包括 PBS 对照组和 DOX@UiO-67@TiO$_2$ 实验组。通过瘤内注射的方式向实验组荷瘤小黑鼠注射 50 μL DOX@UiO-67@TiO$_2$ 溶液（10 mg/mL），其中对照组给予等量无菌 PBS 缓冲溶液。注射后用紫外光照射 30 min。以隔日给药的频率连续给药、紫外光照射四周，每周用游标卡尺测量肿瘤尺寸，并且计算肿瘤体积。计算公式为：$V$（肿瘤体积）$= L\times W^2/2$（mm$^3$），式中，$L$ 表示长，$W$ 表示宽。经过四周的实验和观察测量后，处死并解剖两组小鼠。收集离体肿瘤并且称重、拍照以更为直观地评价材料 DOX@UiO-67@TiO$_2$ 的抑制肿瘤生长能力。

## 4.3.2　DOX@UiO-67@TiO₂ 的结构表征

首先，根据文献报道的合成方法分别制备 UiO-67 和 TiO₂ 纳米颗粒[70,71]，并对其进行形貌表征。图 4-17（A～C）为不同放大倍数下 UiO-67 纳米颗粒的扫描电子显微镜（SEM）图像，由图可知其表现为球形八面体形貌，尺寸较均一，分散程度较高，粒径为 100～150 nm。接下来以所合成的 UiO-67 纳米颗粒为模板，通过原位合成的方法构筑 TiO₂ 纳米粒子包覆 UiO-67 的核壳结构 UiO-67@TiO₂。首先，利用扫描电子显微镜和透射电子显微镜（TEM）对该核壳结构的形貌和微观结构进行表征。如图 4-17（D～F）所示，UiO-67@TiO₂ 表现出与 UiO-67 纳米颗粒相似的均匀、分散的球形形貌，平均粒径约 200 nm。UiO-67@TiO₂ 核壳结构的粒径相较于 UiO-67 纳米颗粒有所增加，可以归因于 TiO₂ 在 UiO-67 表面的包覆。

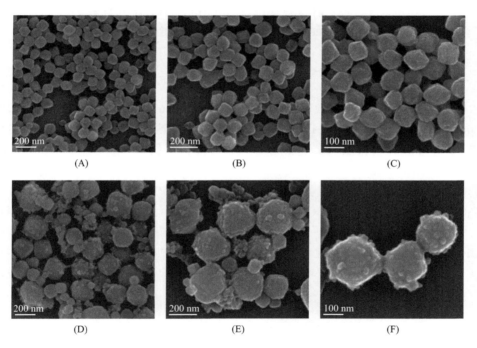

（A）　　　　　　　（B）　　　　　　　（C）

（D）　　　　　　　（E）　　　　　　　（F）

**图 4-17**　**（A、B、C）不同放大倍数下 UiO-67 的 SEM 图像；**
**（D、E、F）不同放大倍数下 UiO-67@TiO₂ 的 SEM 图像**

如图 4-18（A、B）的 TEM 图像所示，UiO-67@TiO₂ 具有清晰的核壳结构，TiO₂ 纳米颗粒在 UiO-67 粒子表面形成厚度为 50 nm 左右、不致密的壳结构，为后续 DOX 药物分子的负载留有条件。根据图 4-18（C）（a～c）所示的电子衍射图像分析核壳结构 UiO-67@TiO$_2$ 外壳部分的晶格，测得晶格间距 $d_1 =$ 3.52 Å，$d_2 = 2.37$ Å，$d_3 = 1.89$ Å，分别对应于四方相锐钛矿 TiO$_2$ （JCPDS No. 21-1272）的晶格平面（101）、（004）和（200），证实 UiO-67 表面 TiO$_2$ 纳米颗粒晶体结构的存在。

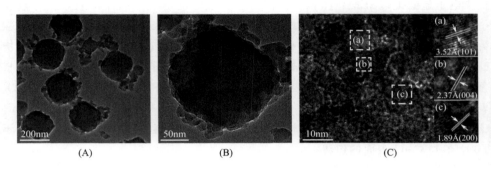

图 4-18　（A、B）不同放大倍数下 UiO-67@TiO$_2$ 的 TEM 图像；
（C）UiO-67@TiO$_2$ 核壳结构的高分辨 TEM 图片以及晶格条纹

随后对所合成的 TiO$_2$、UiO-67 和 UIO-67@TiO$_2$ 进行结构表征，图 4-19 （A）给出了所合成的 UiO-67 纳米颗粒的 X 射线粉末衍射（PXRD）图谱，如图所示，UiO-67 纳米颗粒的 PXRD 谱图与 UiO-67 模拟谱基本一致，证实 UiO-67 的成功合成。图 4-19（B）为 TiO$_2$ 纳米颗粒的 PXRD 图谱，表现出位于 25.28°、37.80°和 48.05°的衍射峰，与四方相锐钛矿 TiO$_2$ （JCPDS No. 21-1272）的晶格平面（101）、（004）和（200）相对应，表明具有光催化活性的 TiO$_2$ 纳米颗粒的成功合成[72]。如图 4-19（C）的 PXRD 图谱所示，UiO-67@TiO$_2$ 核壳结构不仅具有 UiO-67 纳米颗粒的衍射峰，还表现出与 TiO$_2$ 纳米颗粒（101）、（004）和（200）晶格平面一致的特征衍射峰，证实了核壳结构中 UiO-67 晶体结构的完整性和锐钛矿 TiO$_2$ 原位合成的成功。该结果与图 4-18 （C）的 TEM 晶格分析结果吻合，进一步证实了 UiO-67@TiO$_2$ 核壳结构的成功合成。

TiO$_2$ 功能化后，颗粒尺寸从 130 nm （UiO-67）显著增加到 200 nm （UiO-67@TiO$_2$）。通过动态光散射（DLS）测量了 UiO-67 和 UiO-67@TiO$_2$ 在 PBS 缓冲溶液中的粒径分布。结果如图 4-20 所示，UiO-67 和 UiO-67@TiO$_2$ 的平均粒径分别为（146.21±0.44）nm 和（233.19±6.37）nm，粒径的增大可以证明 TiO$_2$ 在 UiO-67 表面成功包覆，且得到的 UiO-67@TiO$_2$ 核壳结构粒径小，适合用作生物材料。由于 MOF 材料干燥时的收缩现象和在水溶液中的溶胀现象，UiO-67 纳米粒子和 UiO-67@TiO$_2$ 的流体动力学尺寸略大于在 SEM 和 TEM 中观察到的尺寸。

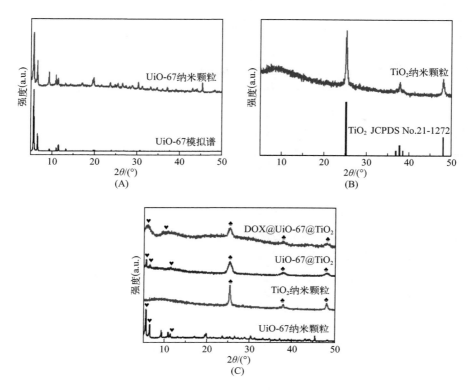

图 4-19　A. UiO-67 纳米颗粒 PXRD 图谱与 UiO-67 模拟谱的对比图；

B. TiO₂ 纳米颗粒 PXRD 图谱与 TiO₂ 标准卡片的对比图；

C. TiO₂ 纳米颗粒、UiO-67@TiO₂ 和 DOX@UiO-67@TiO₂ 复合材料的 PXRD 图谱

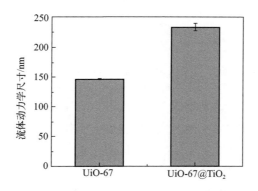

图 4-20　DLS 测量得 UiO-67 纳米颗粒和 UiO-67@TiO₂ 在 PBS 缓冲溶液中的流体动力学尺寸

采用扫描电子显微镜-能谱仪（SEM-EDX）对 UiO-67 纳米粒子和 UiO-67@ TiO₂ 核壳结构的元素分布进行分析。对比图 4-21（A）和（B）（见彩插）的

SEM-EDX 元素分析面扫图可知，在 UiO-67 纳米颗粒表面原位合成 TiO₂ 外壳后，代表 Zr 元素（UiO-67）的绿色点密度不变，而代表 Ti 元素（TiO₂）的蓝色点迅速增多且均匀分布，证明 TiO₂ 纳米颗粒的成功引入以及 UiO-67@TiO₂ 核壳结构的合成。最后利用 UiO-67 的多孔结构负载抗癌药物 DOX 获得 DOX@UiO-67@TiO₂ 复合纳米粒子。如图 4-21（C）所示，负载药物 DOX 之后，DOX@UiO-67@TiO₂ 复合材料的 PXRD 图谱与 UiO-67@TiO₂ 核壳结构的图谱高度一致，证明负载药物分子 DOX 的过程并未破坏 DOX@UiO-67@TiO₂ 复合材料晶体结构的完整性。而 DOX@UiO-67@TiO₂ 的 SEM-EDX 元素分析面扫图 [图 4-21（C）] 中代表 C 元素的点迅速增多也说明了 UiO-67 核壳结构对 DOX 的大量负载。

随后，利用傅里叶红外光谱仪测试得到药物分子 DOX、UiO-67@TiO₂ 和 DOX@UiO-67@TiO₂ 复合材料的傅里叶红外（FTIR）光谱，结果如图 4-22 所示。与 UiO-67@TiO₂ 的傅里叶红外光谱相比，DOX@UiO-67@TiO₂ 复合材料在 1211.75 cm⁻¹ 处出现新的红外吸收峰，其可归属为药物分子 DOX 的-OH 和 C-O-C 键的伸缩振动，表明 DOX 成功负载并形成 DOX@UiO-67@TiO₂[39]。

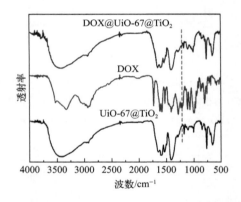

图 4-22　药物分子 DOX、UiO-67@TiO₂ 和 DOX@UiO-67@TiO₂ 复合材料的傅里叶红外光谱图

为评价复合材料的热稳定性，对 TiO₂、UiO-67、UiO-67@TiO₂ 和 DOX@UiO-67@TiO₂ 进行了 TGA 测试，测试结果如图 4-23 所示。在氮气气氛保护下，UiO-67 纳米颗粒在 30～200℃温度区间失重 26.65%，这主要是由于水分子和部分未反应完全的杂质的丢失。当温度达到 200℃时 UiO-67 结构中的有机配体发生热分解，晶体结构开始坍塌。而 TiO₂ 纳米颗粒表现出十分优异的热稳定性，其在 30～460℃温度区间发生了微小失重，推测为层间水分子以及未反应完全的杂质的丢失[40]。正如推测，由于 UiO-67 和 TiO₂ 的结合，UiO-67@TiO₂ 和 DOX@UiO-67@TiO₂ 的热分解过程均结合了 UiO-67 和 TiO₂ 的热分解

特点，表明复合材料中 UiO-67 框架材料和 TiO₂ 纳米粒子壳层的存在。UiO-67 @TiO₂ 和 DOX@UiO-67@TiO₂ 热分解失重趋势基本一致，其微小差异可归因于 DOX@UiO-67@TiO₂ 孔道内 DOX 失重的影响。

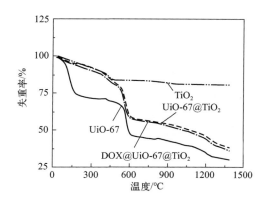

**图 4-23　TiO₂ 纳米颗粒、UiO-67、UiO-67@TiO₂ 以及 DOX@UiO-67@TiO₂ 复合材料的热重曲线**

### 4.3.3　DOX@UiO-67@TiO₂ 的化学动力学和光动力性能研究

为分析 DOX@UiO-67@TiO₂ 复合材料的荧光性质，利用荧光分光光度计测试了药物分子 DOX、UiO-67 框架结构、TiO₂ 纳米颗粒、UiO-67@TiO₂ 以及 DOX@UiO-67@TiO₂ 的荧光光谱，测试结果如图 4-24 所示。UiO-67 框架材料在 350 nm 和 405 nm 波长处分别具有激发峰和宽发射峰，激发峰和发射峰均位于不可见光区，且表现出很小的斯托克斯（Stokes）位移，不适合应用于荧光成像 [图 4-24（A）]。TiO₂ 纳米颗粒在 350 nm 波长激发光的激发下，具有位于 538 nm 波长处的发射峰 [图 4-24（B）]。UiO-67@TiO₂ 核壳结构在 350 nm 波长激发光的激发下，表现出 469 nm 和 538 nm 波长处的发射峰，分别来自于 UiO-67 和 TiO₂ [图 4-24（D）]。如图 4-24（C）所示，DOX 药物分子的最大激发峰和发射峰分别位于 355 nm 和 600 nm 波长处，具有很大的斯托克斯位移，十分适合用于荧光成像。令人满意的是，在 355 nm 波长激发光激发下，DOX@UiO-67@TiO₂ 复合材料在 538 nm 和 648 nm 波长处有荧光发射，其中 538 nm 波长处的荧光发射峰来自于 TiO₂ 纳米颗粒，648 nm 波长处的荧光发射峰来自于 DOX 药物分子 [图 4-24（D）]。以上结果证实了 UiO-67@TiO₂ 核壳结构的成功形成和 DOX 药物分子的成功引入，并由此构建了具备成像能力的药物递送系统 DOX@UiO-67@TiO₂。

为了验证 DOX@UiO-67@TiO₂ 纳米颗粒的自由基产生能力，本部分工作选择罗丹明 B 作为催化底物进行了紫外光催化实验。如图 4-25（A）（见彩插）

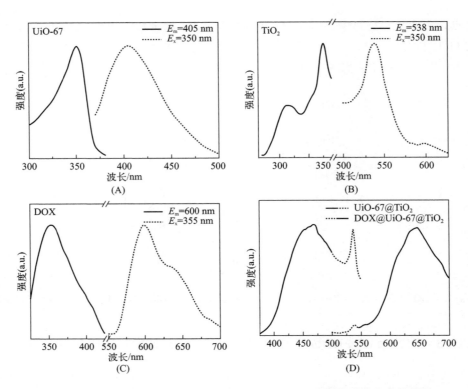

**图 4-24** （A）UiO-67 的荧光激发发射光谱；（B）TiO₂ 的荧光激发发射光谱；
（C）DOX 的荧光激发发射光谱；（D）UiO-67@TiO₂ 和 DOX@UiO-67@TiO₂ 的荧光发射光谱

可知，暗反应 1 h 后，UiO-67@TiO₂ 纳米颗粒对 RhB 的吸附作用基本达到平衡，此时 RhB 的清除率仅为 25.58%。而在紫外光光照下，反应 6 h 后 RhB 溶液的颜色从粉红色变为无色，位于 550 nm 处的紫外吸收峰消失，说明 UiO-67@TiO₂ 纳米颗粒可以在紫外光照射下实现对 RhB 的降解，同时也证明了纳米颗粒产生自由基的能力。随后进一步进行自由基捕获实验以分析主要活性自由基，分别采用叔丁醇（TBA）、苯醌（BQ）和叠氮钠（NaN₃）作为羟基自由基（·OH）、超氧自由基（·O₂⁻）和单线态氧（¹O₂）的捕获剂[73]，测试结果如图 4-25（A）所示。可以发现加入 TBA 和 BQ 之后，纳米颗粒催化 RhB 的速率明显降低，而加入 NaN₃ 之后，催化效率没有明显变化，这说明在此过程中·OH 和·O₂⁻ 为主要活性物质。图 4-25（B）（见彩插）中的光学照片也显示，TBA 和 BQ 分别加入到催化体系后，RhB 溶液的颜色不再从粉红色变为无色，而是保持为淡粉色，体系中加入 NaN₃ 后不影响 RhB 溶液的颜色变化，这也证实了 TBA 和 BQ 有效地抑制了催化过程。以上活性氧捕获实验证实了紫外光照射下 UiO-67@TiO₂ 纳米颗粒产生·OH 和·O₂⁻ 的能力。

为研究 UiO-67@TiO₂ 药物递送体系的载药和药物释放能力，以药物分子 DOX 为药物模板构建了根据图 4-26（A）所示的 DOX 标准浓度曲线，可以得到公式：$A = 0.01782c + 0.02597$，其中 $A$ 为紫外吸光度值，$c$ 为 DOX 浓度，$R^2$ 为 0.99901。通过测试载药实验中洗涤液上清液的紫外-可见吸收值，评价室温下 UiO-67@TiO₂ 核壳结构对药物分子 DOX 的载药能力，测试结果如图 4-26（B）所示。根据 DOX 标准浓度公式推算可得 DOX 在 UiO-67@TiO₂ 上的负载率为 25.44%[42]。

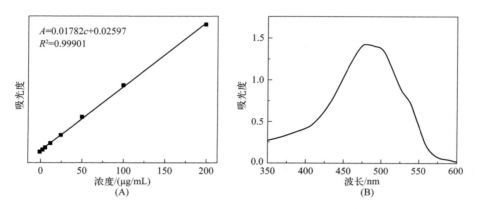

图 4-26　(A) 室温下 DOX 药物分子的标准浓度曲线；(B) DOX@UiO-67@TiO₂ 上清液的紫外吸收光谱

成功装载抗癌药物分子 DOX 后，进一步探究了药物递送体系 DOX@UiO-67@TiO₂ 在模拟生理环境下的药物缓释行为。将装有 DOX@UiO-67@TiO₂ 粉末的透析袋浸没在恒温 37℃ 的 PBS 缓冲溶液中以模拟生理环境，并每隔一段时间取上清液测试其于 480 nm 处的紫外吸收值以监测 DOX 的释放。结果如图 4-27 所示，在最初 5 h 内，DOX@UiO-67@TiO₂ 复合材料对 DOX 的释

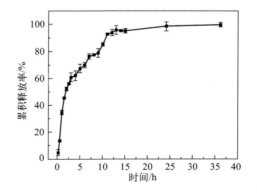

图 4-27　DOX@UiO-67@TiO₂ 纳米颗粒在 PBS 缓冲溶液中的 CQ 缓释曲线（数据表示为均值±S. D）

放速率较大，推测是 UiO-67 框架材料表面粘附以及浅层孔道内 DOX 释放引起的。随着时间延长释放速率逐渐降低，且在 35 h 左右达到缓释平台完成释放，推测是由于 UiO-67 框架材料深层孔道内 DOX 的释放。DOX@UiO-67@TiO₂ 药物递送体系对 DOX 的释放在 35 h 左右达到缓释平台，表现出十分可观的缓释时长，这与设计合成药物缓释材料的初衷相吻合。

作为一种 N 型异质结，TiO₂ 纳米颗粒在紫外灯的照射下产生活性氧，其中羟基自由基·OH 可对 DNA 复制和细胞膜代谢产生氧毒性，诱导细胞凋亡。而药物分子 DOX 可通过干扰 RNA 和 DNA 的合成来抑制细胞增殖[74]。上述 ROS 捕获实验和 DOX 药物缓释实验证实，DOX@UiO-67@TiO₂ 纳米复合材料具有令人满意的羟基自由基（·OH）和超氧自由基（·O₂⁻）产生能力和 DOX 药物缓释能力。随后采用 MTT 比色法进一步研究有/无 450 nm 紫外灯照射时，TiO₂ 纳米颗粒、UiO-67@TiO₂ 纳米粒子、DOX@UiO-67@TiO₂ 和药物分子 DOX 对正常肝细胞 HL-7702 和肺癌细胞 A549 的细胞毒性。如图 4-28（A）、（C）所示，TiO₂ 纳米颗粒和药物分子 DOX 都对正常细胞 HL-7702 表现出浓度依赖的细胞毒性，而且在 450 nm 波长的紫外灯照射下，其处理后的 HL-7702 细胞存活率分别仅为 48.28% 和 41.17%，这说明其均对正常细胞 HL-7702 有很大的细胞毒性和副作用，这极大限制了 TiO₂ 纳米颗粒和药物分子 DOX 的生物应用。当把 TiO₂ 纳米颗粒和 DOX 与 UiO-67 框架结构构建到一起得到核壳结构后，UiO-67@TiO₂ 和 DOX@UiO-67@TiO₂ 对正常细胞的细胞毒性和副作用均显著降低，表现出良好的生物相容性。如图 4-29（A）所示，当刺激物浓度为 200 μg/mL 时，UiO-67@TiO₂ 和 DOX@UiO-67@TiO₂ 的 HL-7702 细胞存活率分别为 87.93% 和 83.10%，紫外线灯照射组的 HL-7702 细胞存活率仍可保持在 77.69 和 71.51%，生物毒性相较于游离 DOX 和 TiO₂ 纳米颗粒大大降低，这是 UiO-67 框架对 TiO₂ 纳米颗粒和 DOX 药物分子的稀释和包覆保护作用所致。

为了进一步探索 DOX@UiO-67@TiO₂ 纳米结构的协同治疗能力，以 A549 癌细胞为癌细胞模型，使其分别与 TiO₂ 纳米颗粒、游离药物分子 DOX、UiO-67@TiO₂ 和 DOX@UiO-67@TiO₂ 纳米颗粒共同孵育。结果如图 4-28 （B）、（D）所示，TiO₂ 纳米颗粒和药物分子 DOX 对癌细胞的抑制作用随着浓度的增加而逐渐增强，体现出类似其对于 HL-7702 细胞毒性相似的趋势。在施加紫外光照射后，DOX 组的 A549 细胞存活率没有明显下降，而 TiO₂ 纳米颗粒对癌细胞的抑制作用明显增强，在 200 μg/mL 的刺激浓度下，TiO₂ 纳米颗粒组的 A549 细胞存活率从 78.63% 下降到 41.04%。以 UiO-67 纳米颗粒作为基体材料复合 TiO₂ 纳米颗粒和药物分子 DOX 后，得到的 DOX@UiO-67@TiO₂ 核壳药物递送体系不仅将 DOX 的化学治疗能力和 TiO₂ 的光动力治疗能力相结合，两

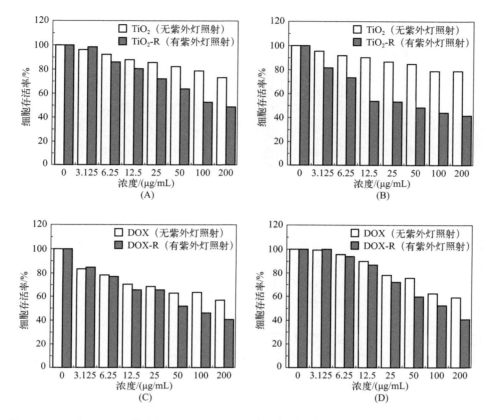

**图 4-28**　无/有 450 nm 紫外灯照射时，$TiO_2$ 纳米颗粒对 HL-7702 正常肝细胞 （A）和 A549 肺癌细胞 （B）的细胞毒性图；无/有 450 nm 紫外灯照射时，DOX 药物分子对 HL-7702 正常肝细胞 （C）和 A549 肺癌细胞 （D）的细胞毒性图

种治疗还相互增强促进，产生协同效应提高癌细胞生长抑制效果。如图 4-29 （B）所示，当刺激浓度为 200 μg/mL 时，UiO-67@$TiO_2$ 和 DOX@UiO-67@$TiO_2$ 对 A549 的细胞生长抑制率分别为 29.23％ 和 49.98％，施加紫外灯照射后分别提高至 40.34％ 和 72.91％，DOX@UiO-67@$TiO_2$ 的抑癌能力较 UiO-67@$TiO_2$ 明显提高，说明 DOX@UiO-67@$TiO_2$ 中的 DOX 在肿瘤微环境的弱酸条件下加速释放，化疗效果增强的同时还协同增强了 ROS 的光动力治疗作用，达到了共同诱导癌细胞凋亡的有效协同治疗的目的。综上所述，合成的 DOX@UiO-67@$TiO_2$ 结合化疗和光动力疗法，构建了一个具有优异癌细胞生长抑制作用和低毒副作用的协同治疗体系。

　　为评估 DOX@UiO-67@$TiO_2$ 的荧光成像的能力，使用激光共聚焦显微镜监测该复合材料的细胞摄入和荧光成像结果。首先分别设置 A549 肺癌细胞和

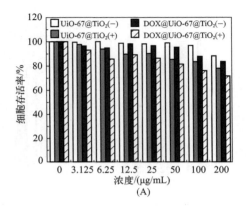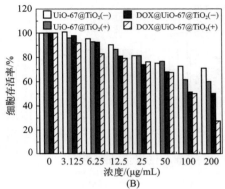

图 4-29　（A）UiO-67@TiO$_2$（—）（无紫外灯照射）、UiO-67@TiO$_2$（＋）（有紫外灯照射）、DOX@UiO-67@TiO$_2$（—）（无紫外灯照射）和 DOX@UiO-67@TiO$_2$（＋）（有紫外灯照射）对 HL-7702 细胞的生物毒性图；（B）UiO-67@TiO$_2$（—）（无紫外灯照射）、UiO-67@TiO$_2$（＋）（有紫外灯照射）、DOX@UiO-67@TiO$_2$（—）（无紫外灯照射）和 DOX@UiO-67@TiO$_2$（＋）（有紫外灯照射）对 A549 细胞的生物毒性图

HL-7702 正常肝细胞的控制组以及实验组，其中实验组加入含有 DOX@UiO-67@TiO$_2$ 纳米粒子的基础培养基并孵育 4 h，控制组加入等量、等浓度含无菌 PBS 的基础培养基孵育 4 h，成像结果如图 4-30 和图 4-31 所示。显而易见，与 PBS 控制组［图 4-30（A1）～（A3）］相比，经 DOX@UiO-67@TiO$_2$ 纳米颗粒刺激后的 A549 表现出十分明显的红色荧光［图 4-30（B1）～（B3）］，说明 DOX@UiO-67@TiO$_2$ 纳米颗粒可以进入癌细胞内并成功释放 DOX 进行细胞成像。利用 ROI 分析图 4-30 中 A549 肺癌细胞共聚焦图像的荧光强度分布，结果如图 4-32（A）所示，PBS 对照组与 DOX@UiO-67@TiO$_2$ 实验组荧光强度对比十分强烈。而且 DOX@UiO-67@TiO$_2$ 实验组 A549 归一化平均荧光强度为 74.088，几乎是 PBS 对照组（4.161）的 17.8 倍，进一步说明 DOX@UiO-67@TiO$_2$ 可以作为优秀的荧光成像剂用于生物成像。

如图 4-31 所示，实验组的 HL-7702 正常肝细胞在与 DOX@UiO-67@TiO$_2$ 共同孵育 4 h 后也表现出红色荧光，但相较于肺癌细胞 A549 中的荧光略微逊色，推测是由于 DOX@UiO-67@TiO$_2$ 纳米颗粒在肿瘤细胞的弱酸条件下加速释放 DOX 引起的荧光强度增强。图 4-32（B）的 ROI 分析显示，实验组和对照组 HL-7702 细胞的归一化平均荧光强度均较低，分别为 40.147 和 6.286，与 A549 细胞的荧光强度相去甚远，进一步证实 DOX@UiO-67@TiO$_2$ 药物递送体系用于肿瘤部位荧光成像试剂的能力。

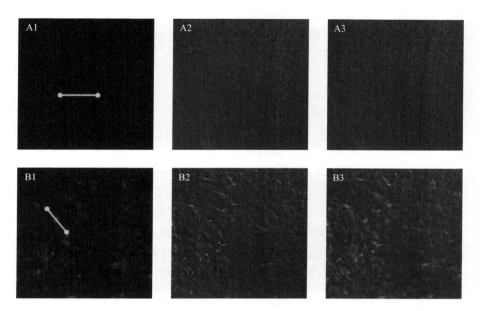

图 4-30 （A1～A3）无菌 PBS 与 A549 肺癌细胞作用的成像图片；（B1～B3）DOX@UiO-67@TiO₂
与 A549 肺癌细胞作用的成像图片（左列、中列和右列分别为暗场、明场和叠加场图像）

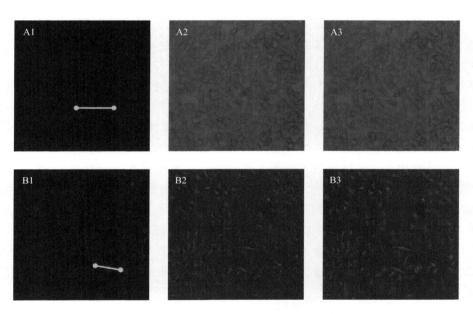

图 4-31 （A1～A3）无菌 PBS 与 HL-7702 正常肝细胞作用的成像图片；（B1～B3）DOX@UiO-67@
TiO₂ 与 HL-7702 正常肝细胞作用的成像图片（左列、中列和右列分别为暗场、明场和叠加场图像）

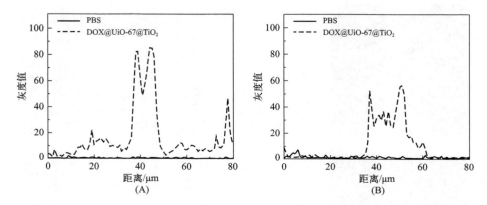

图 4-32　(A) PBS 和 DOX@UiO-67@TiO$_2$ 处理后 A549 肺癌细胞
的 ROI 荧光强度分析图；(B) PBS 和 DOX@UiO-67@TiO$_2$ 处理后 HL-7702 正常
肝细胞的 ROI 荧光强度分析图

　　基于 DOX@UIO-67@TiO$_2$ 纳米粒子在药物释放实验和体外癌细胞生长抑制实验中展现出的优异性能，本部分工作选取 C57 小黑鼠为实验用鼠，选取 B16 黑色素瘤细胞作为肿瘤模型进一步研究了其体内抑癌效果。首先将 B16 黑色素瘤癌株接种于 C57BL/6 小黑鼠双侧腋窝建立荷瘤小黑鼠模型，为了直观验证紫外照射下的体内协同治疗效果，培养数日后将荷瘤小黑鼠随机分为 PBS 控制组和 DOX@UiO-67@TiO$_2$ 实验组。在整个治疗过程中监测黑色素瘤体积，根据肿瘤大小变化评价 DOX@UiO-67@TiO$_2$ 纳米粒子抑制肿瘤生长效果。测量结果如图 4-33 (B) 所示，对照组的荷瘤小黑鼠在注射 PBS 缓冲液并经紫外光照射后肿瘤生长迅速，说明紫外光照射的抗肿瘤作用可以忽略不计。随治疗时间的延长，DOX@UIO-67@TiO$_2$ 实验组荷瘤小黑鼠的肿瘤体积明显逐渐减小，说明其可以有效抑制肿瘤在小鼠体内的生长，说明光动力治疗与化疗联合作用具有显著的协同治疗效果。经过十三天的观察和治疗，处死全部荷瘤 C57BL/6 小鼠并且剥离肿瘤组织进行拍照称重。从两组小鼠的离体肿瘤照片 ［图 4-33 (A) ］ 和瘤重结果 ［图 4-33 (C) ］ 可以看出，DOX@UiO-67@TiO$_2$ 实验组的肿瘤明显小于 PBS 对照组，其中 PBS 对照组的平均瘤重为 1.53 g，而 DOX@UiO-67@TiO$_2$ 实验组的平均瘤重为 0.41 g，抑瘤率达到 73.2%，进一步说明 DOX@UiO-67@TiO$_2$ 在黑色素瘤荷瘤小黑鼠模型中具有很强的体内抑制肿瘤生长能力。

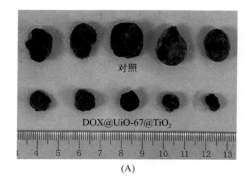

(A)

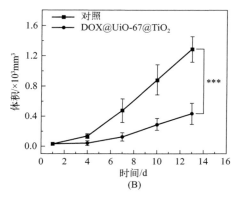

(B)

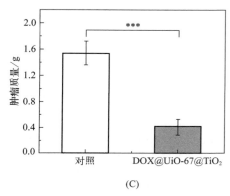

(C)

图 4-33　（A）DOX@UiO-67@TiO$_2$ 实验组及 PBS 控制组的离体癌症组织的光学照片；
（B）DOX@UiO-67@TiO$_2$ 实验组及 PBS 控制组癌症组织的生长曲线；
（C）DOX@UiO-67@TiO$_2$ 实验组及 PBS 控制组的离体癌症组织的质量对比

## 参考文献

[1] Sun C Y，Qin C，Wang X L，et al. Zeolitic Imidazolate Framework-8 as Efficient pH-Sensitive Drug Delivery Vehicle [J]. Dalton Transactions，2012，41：6906-6909.

[2] Tan L L，Li H W，Zhou Y，et al. Zn$^{2+}$-Triggered Drug Release from Biocompatible Zirconium MOFs Equipped with Supramolecular Gates [J]. Small，2015，11：3807-3813.

[3] Gao P F，Zheng L L，Liang L J，et al. A New Type of pH-Responsive Coordination Polymer Sphere as A Vehicle for Targeted Anticancer Drug Delivery and Sustained Release [J]. Journal of Materials Chemistry B，2013，1，3202-3208.

[4] Ren H，Zhang L，An J，et al. Polyacrylic Acid@Zeolitic Imidazolate Framework-8 Nanoparticles with Ultrahigh Drug Loading Capability for pH-Sensitive Drug Release [J]. Chemical Communications，2014，50，1000-1002.

[5] Zhu X，Gu J，Wang Y，et al. Inherent Anchorages in UiO-66 Nanoparticles for Efficient Capture of Alendronate and Its Mediated Release [J]. Chemical Communications，2014，50：8779-8782.

[6] Cavka J H，Jakobsen S，Olsbye U，et al. A New Zirconium Inorganic Building Brick Forming Metal Organic Frameworks with Exceptional Stability [J]. Journal of the American Chemical Society，

2008，130，13850-13851.

［7］ Bai Y，Dou Y，Xie L H，et al. Zr-based Metal-organic Frameworks：Design，Synthesis，Structure，and Applications ［J］. Chemical Society Reviews，2016，45，2327-2367.

［8］ Lu Y，Aimetti A A，Langer R，et al. Neutrophil-mediated Anticancer Drug Delivery for Suppression of Postoperative Malignant Glioma Recurrence ［J］. Nature Reviews Materials，2016，1：16075.

［9］ Lv R C，Yang P P，He F，et al. An Imaging-guided Platform for Synergistic Photodynamic/Photothermal/Chemo-Therapy with pH/Temperature-Responsive Drug Release ［J］. Biomaterials，2015，63：115-127.

［10］ Huang P，Lin J，Wang S J，et al. Photosensitizer-conjugated Silica-coated Gold Nanoclusters for Fluorescence Imaging-guided Photodynamic Therapy ［J］. Biomaterials，2013，34：4643-4654.

［11］ Lu K，He C，Lin W. Nanoscale Metal-Organic Framework for Highly Effective Photodynamic Therapy of Resistant Head and Neck Cancer ［J］. Journal of the American Chemical Society，2014，136：16712-16715.

［12］ Lu K，He C，Lin W. A Chlorin-Based Nanoscale Metal-Organic Framework for Photodynamic Therapy of Colon Cancers ［J］. Journal of the American Chemical Society，2015，137：7600-7603.

［13］ Lu K，He C，Guo N，et al. Chlorin-Based Nanoscale Metal-Organic Framework Systemically Rejects Colorectal Cancers via Synergistic Photodynamic Therapy and Checkpoint Blockade Immunotherapy ［J］. Journal of the American Chemical Society，2016，138：12502-12510.

［14］ Roy I，Ohulchanskyy T Y，Pudavar H E，et al. Ceramic-Based Nanoparticles Entrapping Water-Insoluble Photosensitizing Anticancer Drugs：A Novel Drug-Carrier System for Photodynamic Therapy ［J］. Journal of the American Chemical Society，2003，125：7860-7865.

［15］ Zheng X，Wang L，Pei Q，et al. Metal-Organic Framework@Porous Organic Polymer Nanocomposite for Photodynamic Therapy ［J］. Chemistry of Materials，2017，29：2374-2381.

［16］ Park J，Jiang Q，Feng D，et al. Size-Controlled Synthesis of Porphyrinic Metal-Organic Framework and Functionalization for Targeted Photodynamic Therapy ［J］. Journal of the American Chemical Society，2016，138：3518-3525.

［17］ Liu J，Yang Y，Zhu W，et al. Future of Nanotherapeutics：Targeting the Cellular Sub-organelles ［J］. Biomaterials，2016，97：10-21.

［18］ Lismont M，Dreesen L，Wuttke S. Metal-Organic Framework Nanoparticles in Photodynamic Therapy：Current Status and Perspectives ［J］. Advanced Functional Materials，2017，27：1606314.

［19］ Cao L，Lin Z，Peng F，et al. Self-Supporting Metal-Organic Layers as Single-Site Solid Catalysts ［J］. Angewandte Chemie International Edition，2016，55，4962-4966.

［20］ He C，Duan X，Guo N，et al. Core-shell Nanoscale Coordination Polymers Combine Chemotherapy and Photodynamic Therapy to Potentiate Checkpoint Blockade Cancer Immunotherapy ［J］. Nature Communications，2016，7：12499.

［21］ Zheng X，Wang L，Pei Q，et al. Metal-Organic Framework@Porous Organic Polymer Nanocomposite for Photodynamic Therapy ［J］. Chemistry of Materials，2017，29：2374-2831.

［22］ McKinlay A C，Morris R E，Horcajada P，et al. BioMOFs：Metal-Organic Frameworks for Biological and Medical Applications ［J］. Angewandte Chemie International Edition，2010，49：6260-6266.

［23］ Wang C，Liu D，Lin W. Metal-Organic Frameworks as A Tunable Platform for Designing Functional Molecular Materials ［J］. Journal of the American Chemical Society，2015，135：13222-13234.

［24］ James S L. Metal-organic Frameworks ［J］. Chemical Society Reviews，2003，32：276-288.

[25] Peters A W, Li Z, Farha O K, et al. Toward Inexpensive Photocatalytic Hydrogen Evolution: A Nickel Sulfide Catalyst Supported on a High-Stability Metal-Organic Framework [J]. ACS Applied Materials & Interfaces, 2016, 8: 20675-20681.

[26] Lin R B, Liu S Y, Ye J W, et al. Photoluminescent Metal-organic Frameworks for Gas Sensing [J]. Advanced Science, 2016, 3: 1500434.

[27] Evans O R, Lin W. Crystal Engineering of NLO Materials Based on Metal-Organic Coordination Networks [J]. Accounts of Chemical Research, 2002, 35: 511-522.

[28] Sun Y, Zhou H C. Recent progress in the synthesis of metal-organic frameworks [J]. Science and Technology of Advanced Materials, 2015, 16: 054202.

[29] Cai W, Chu C C, Liu G, et al. Metal-Organic Framework-Based Nanomedicine Platforms for Drug Delivery and Molecular Imaging [J]. Small, 2015, 11: 4806.

[30] Makiura R, Tsuchiyama K, Sakata O. Self-assembly of Highly Crystalline Two-dimensional MOF Sheets on Liquid Surfaces [J]. CrystEngComm, 2011, 13: 5538-5541.

[31] Makiura R, Usui R, Sakai Y, et al. Towards Rational Modulation of In-Plane Molecular Arrangements in Metal-Organic Framework Nanosheets [J]. ChemPlusChem, 2014, 79: 1352-1360.

[32] Li P Z, Maeda Y, Xu Q. Top-down Fabrication of Crystalline Metal-organic Framework Nanosheets [J]. Chemical Communications, 2011, 47: 8436-8438.

[33] Peng Y, Li Y S, Ban Y J, et al. Metal-organic Framework Nanosheets as Building Blocks for Molecular Sieving Membranes [J]. Science, 2014, 346: 1356-1360.

[34] Wang Y X, Zhao M T, Ping J F, et al. Bioinspired Design of Ultrathin 2D Bimetallic Metal-Organic-Framework Nanosheets Used as Biomimetic Enzymes [J]. Advanced Materials, 2016, 28: 4149-4155.

[35] Kelkar S S, Reineke T M. Theranostics: Combining Imaging and Therapy [J]. Bioconjugate Chemistry, 2011, 22: 1879-1903.

[36] Gao X H, Yue Q, Liu Z N, et al. Guiding Brain-tumor Surgery Via Blood-brain-barrierpermeable Gold Nanoprobes with Acid-triggered MRI/SERRS Signals [J]. Advanced Materials, 2017, 29: 1603917.

[37] Wang C, Cheng L, Liu Y M, et al. Imaging-guided pH-Sensitive Photodynamic Therapy Using Charge Reversible Upconversion Nanoparticles Under Near-infrared light [J]. Advanced Functional Materials, 2013, 23: 3077-3086.

[38] Lv R C, Yang P P, He F, et al. An Imaging-guided Platform for Synergistic Photodynamic/Photothermal/Chemo-therapy with pH/Temperature-Responsive Drug Release [J]. Biomaterials, 2015, 63: 115-127.

[39] Huang P, Lin J, Wang S J, et al. Photosensitizer-conjugated Silica-coated Gold Nanoclusters for Fluorescence Imaging-guided Photodynamic Therapy [J]. Biomaterials, 2013, 34: 4643-4654.

[40] Daneshi M, Farahbakhsh Z, Mehrgardi M A, et al. Hollow Mesoporous Prussian Blue Nanoparticles for In Vivo Synergistic Chemo-Photothermal Cancer Therapy and Dual-Mode Magnetic Resonance/Fluorescence Imaging. ACS Applied Nano Materials, 2024, 7 (7): 6946-6957.

[41] Huang P, Lin J, Wang S J, et al. Photosensitizer-conjugated Silica-coated Gold Nanoclusters for Fluorescence Imaging-guided Photodynamic Therapy [J]. Biomaterials, 2013, 34: 4643-4654.

[42] Lu K, He C, Guo N, et al. Chlorin-Based Nanoscale Metal-Organic Framework Systemically Rejects Colorectal Cancers via Synergistic Photodynamic Therapy and Checkpoint Blockade Immunotherapy [J]. Journal of the American Chemical Society, 2016, 138: 12502-12510.

[43] Lu K, He C B, Lin W B. Nanoscale Metal-Organic Framework for Highly Effective Photodynamic Therapy of Resistant Head and Neck Cancer [J]. Journal of the American Chemical Society, 2014, 136: 16712-16715.

[44] Lu K, He C, Lin W. A Chlorin-Based Nanoscale Metal-Organic Framework for Photodynamic Therapy of Colon Cancers [J]. Journal of the American Chemical Society, 2015, 137: 7600-7603.

[45] Park J, Jiang Q, Feng D, et al. Size-Controlled Synthesis of Porphyrinic Metal-Organic Framework and Functionalization for Targeted Photodynamic Therapy -3525 [J]. Journal of the American Chemical Society. 2016, 138: 3518-3525.

[46] Liu J, Yang Y, Zhu W, et al. Future of nanotherapeutics: Targeting the cellular sub-organelles [J]. Biomaterials, 2016, 97: 10-21.

[47] Lismont M, Dreesen L, Wuttke S. Metal-Organic Framework Nanoparticles in Photodynamic Therapy: Current Status and Perspectives [J]. Advanced Functional Materials, 2017, 27: 1606314.

[48] Cao L, Lin Z, Peng F, et al. Self-Supporting Metal-Organic Layers as Single-Site Solid Catalysts [J]. Angewandte Chemie International Edition, 2016, 55, 4962-4966.

[49] He C, Duan X, Guo N, et al. Core-shell Nanoscale Coordination Polymers Combine Chemotherapy and Photodynamic Therapy to Potentiate Checkpoint Blockade Cancer Immunotherapy [J]. Nature Communications, 2016, 7: 12499.

[50] Zheng X, Wang L, Pei Q, et al. Metal-Organic Framework@Porous Organic Polymer Nanocomposite for Photodynamic Therapy [J]. Chemistry of Materials, 2017, 29: 2374-2381.

[51] Park J, Jiang Q, Feng D W, et al. Size-Controlled Synthesis of Porphyrinic Metal-Organic Framework and Functionalization for Targeted Photodynamic Therapy. Journal of the American Chemical Society, 2016, 138: 3518-3525.

[52] Lan G X, Ni K Y, Xu R Y, et al. Nanoscale Metal-Organic Layers for Deeply Penetrating X-ray-Induced Photodynamic Therapy [J]. Angewandte Chemie International Edition, 2017, 56: 12102 -12106.

[53] Tai Y, Chen Z H, Luo T Q, Nanoscale MOF@COF Nanocapsules Enhance Soft Tissue Sarcoma Treatment: Synergistic Effects of Photodynamic Therapy and PARP Inhibition on Tumor Growth Suppression and Immune Response Activation [J]. Advanced Healthcare Materials, 2024, 13, 2303911.

[54] Fu Y, Sun D, Chen Y, et al. Amine-Functionalized Titanium Metal-Organic Framework Photocatalyst with Visible-Light-Induced Activity for $CO_2$ Reduction [J]. Angewandte Chemie International Edition, 2012, 51: 3364-3367.

[55] Serre C, Horcajada P, Devic T, et al. Effect of $NH_2$ and $CF_3$ functionalization on the hydrogen sorption properties of MOFs [J]. Dalton Transactions, 2011, 40: 4879-4881.

[56] Gomes Silva C, Luz I, Llabresi F X, et al. Water Stable Zr-Benzenedicarboxylate Metal-Organic Frameworks as Photocatalysts for Hydrogen Generation [J]. Chemistry - A European Journal, 2010, 16: 11133-11138.

[57] Johansson A, Widenkvist E, Lu J, et al. Fabrication of High-Aspect-Ratio Prussian Blue Nanotubes Using a Porous Alumina Template [J]. Nano Letters, 2005, 5, 1603-1606.

[58] Ohba M, Okawa, H. Synthesis and Magnetism of Multi-dimensional Cyanide-Bridged Bimetallic Assemblies [J]. Coordination Chemistry Reviews, 2000, 198: 313-328.

[59] Zhao G, Feng J J, Zhang Q L, et al. Synthesis and Characterization of Prussian Blue Modified Magnetite Nanoparticles and Its Application to the Electrocatalytic Reduction of $H_2O_2$ [J]. Chemistry of Materials, 2005, 17: 3154-3159.

[60] Wang D D, Zhou J J, Chen R H, et al. Controllable Synthesis of Dual-MOFs Nanostructures for pH-Responsive Artemisinin Delivery, Magnetic Resonance and Optical Dual-model Imaging-Guided Chemo/Photothermal Combinational Cancer Therapy [J]. Biomaterials, 2016, 100: 27-40.

[61] Chien C T, Li S S, Lai W J, et al. Tunable Photoluminescence from Graphene Oxide [J]. Angewandte Chemie International Edition, 2012, 51: 6662-6666.

[62] Wu Z Y, Huang X B, Wang P, et al. Aromatic Heterocycle-grafted NH$_2$-MIL-125 (Ti) Via Conjugated Linker with Enhanced Photocatalytic Activity for Selective Oxidation of Alcohols under Visible Light [J]. Applied Catalysis B: Environmental, 2018, 224: 479-487.

[63] Gao N, Huang J, Wang L, et al. Ratiometric fluorescence detection of phosphate in human serum with a metal-organic frameworks-based nanocomposite and its immobilized agarose hydrogels [J]. Applied Surface Science, 2018, 459: 686-692.

[64] Li Y, Jin J, Wang D, et al. Coordination-responsive drug release inside gold nanorod@metal-organic framework core-shell nanostructures for near-infrared-induced synergistic chemo-photothermal therapy [J]. Nano Research, 2018, 11 (6): 3294-3305.

[65] Ding Y, Xu H, Xu C, et al. A nanomedicine fabricated from gold nanoparticles-decorated metal-organic framework for cascade chemo/chemodynamic cancer therapy [J]. Advanced Science, 2020, 7 (17): 2001060.

[66] Sun Q, Hou X, Yang J, et al. Heparin-coated photosensitive metal-organic frameworks as drug delivery nanoplatforms of autophagy inhibitors for sensitized photodynamic therapy against breast cancer [J]. ACS Applied Materials & Interfaces, 2021, 13 (46): 55577-55590.

[67] Ramírez-García G, De la Rosa E, López-Luke T, et al. Controlling trapping states on selective theranostic core@shell (NaYF4: Yb, Tm@TiO$_2$-ZrO$_2$) nanocomplexes for enhanced NIR-activated photodynamic therapy against breast cancer cells [J]. Dalton Transactions, 2019, 48 (27): 9962-9973.

[68] Wang M, Hou Z, Al Kheraif A A, et al. Mini review of TiO$_2$-based multifunctional nanocomposites for near-infrared light-responsive phototherapy [J]. Advanced Healthcare Materials, 2018, 7 (20): 1800351.

[69] Lucky S S, Idris N M, Huang K, et al. In vivo biocompatibility, biodistribution and therapeutic efficiency of titania coated upconversion nanoparticles for photodynamic therapy of solid oral cancers [J]. Theranostics, 2016, 6 (11): 1844-1865.

[70] Schaate A, Roy P, Godt A, et al. Modulated synthesis of Zr-based metal-organic frameworks: From nano to single crystals [J]. Chemistry-A European Journal, 2011, 17 (24): 6643-6651.

[71] Hou Z, Zhang Y, Deng K, et al. UV-emitting upconversion-based TiO$_2$ Photosensitizing nanoplatform: Near-infrared light mediated in vivo photodynamic therapy via mitochondria-involved apoptosis pathway [J]. ACS Nano, 2015, 9 (3): 2584-2599.

[72] Cui X, Fryer B, Zhou D, et al. Core-shell NaHoF4@TiO$_2$ NPs: A labeling method to trace engineered nanomaterials of ubiquitous elements in the environment [J]. ACS Applied Materials & Interfaces, 2019, 11 (21): 19452-19461.

[73] Das G, Nicastri A, Coluccio M L, et al. FT-IR, Raman, RRS measurements and DFT calculation for doxorubicin [J]. Microscopy Research and Technique, 2010, 73 (10): 991-995.

[74] Gao S, Jin Y, Ge K, et al. Self-supply of O$_2$ and H$_2$O$_2$ by a nanocatalytic medicine to enhance combined chemo/chemodynamic therapy [J]. Advanced Science, 2019, 6 (24): 1902137.

[75] Crake A, Christoforidis K C, Gregg A, et al. The effect of materials architecture in TiO$_2$/MOF composites on CO$_2$ photoreduction and charge transfer [J]. Small, 2019, 15 (11): 1805473.

[76] Zhang S, Wei Y, Metz J, et al. Persistent free radicals in biochar enhance superoxide-mediated Fe (Ⅲ)/Fe (Ⅱ) cycling and the efficacy of CaO$_2$ Fenton-like treatment [J]. Journal of Hazardous Materials, 2022, 421: 126805.

[77] Chen T, Gu T, Cheng L, et al. Porous Pt nanoparticles loaded with doxorubicin to enable synergistic Chemo-/Electrodynamic Therapy [J]. Biomaterials, 2020, 255: 120202.

第 **5** 章

# MOFs 基生物小分子荧光探针

荧光传感指的是当被检测物与荧光探针发生作用时，可诱导该探针的物理或化学性能发生改变，从而转化为可检测的光学信号的变化，达到检测目的。通常，用于传感的荧光信号变化分为两种，其一是荧光发射峰的移动导致荧光颜色发生变化，其二是荧光强度发生变化，具体表现为荧光猝灭和荧光增强两种。荧光传感材料通常分为基于有机染料的荧光传感器和基于无机纳米量子点的荧光传感器。而荧光 MOFs 作为有机无机杂化材料，兼具两者的优点，具有优异的发光特性以及良好的热稳定性和化学稳定性，在生物小分子识别领域受到了广泛关注。

## 5.1 Zn-MOFs 基氨基酸荧光探针

### 5.1.1 Cu/Tb@Zn-MOFs 的制备

氨基酸作为生物体内蛋白质结构的基本组成单元，是维持人体修复与再生功能等生命活动的必需物质[1, 2]。在众多氨基酸中，天冬氨酸（Asp）是 20 种基本氨基酸之一，同时也是哺乳动物新陈代谢的中间产物，可作为离子载体向心肌输送电解质，从而降低氧气消耗，改善心肌收缩功能，参与心肌功能的诊断，并与细胞中的多种功能有关[3, 4]。当人体内天冬氨酸含量出现异常时，可能会导致疾病，如肝病、癫痫、中风，甚至 Lou Gehrig 疾病[5]。因此，有效检测和定量分析人体内的天冬氨酸含量有望成为早期诊断各种严重疾病的理想方法，具有重要意义。

目前，已有众多文献报道过多种氨基酸检测分析技术，包括高效液相色谱法[6]、气相色谱法[7]、电化学分析法[8]等。然而，这些监测方法通常操作复杂、费时费力、成本高，从而限制了氨基酸的实时检测[9]。因此，我们冀望开发一种新技术，可以克服以上难题。

金属有机框架（MOFs）是一种新型多孔晶态材料，常被用作荧光探针用于各类物质的检测，具有无可比拟的应用前景[10~12]。在大量基于 MOFs 的荧光传感器文献中，镧系荧光金属有机骨架（Ln-MOFs）由于其独特的发光特性、高发光纯度、较长荧光寿命和明显的发光光谱等特点在荧光传感器这一领域引起了相当的关注[13~15]。近几年来，许多荧光探针已成功检测了金属阳离子[16~18]、阴离子[19~21]、硝基芳族化合物[22,23]和小分子[24~26]等。然而，经查阅大量文献，我们发现利用荧光 MOFs 选择性检测氨基酸的例子少之又少，特别是利用增强型荧光探针检测氨基酸的例子罕有报道[27,28]。

基于上述挑战，研究了一种新颖的"开关型"荧光探针，利用 $Cu^{2+}$ 调节复合物 Tb@Zn-MOF 的荧光进而用于检测天冬氨酸。设计策略和传感机理如图 5-1 所示。镧系元素掺杂的复合物 Tb@Zn-MOF 是通过合成后修饰（PSM）[29,30]将 $Tb^{3+}$ 封装到 Zn-MOF 中进而得到的，复合物 Tb@Zn-MOF 可经由天线效应[31]发射出 $Tb^{3+}$ 的特征荧光。为了进一步将复合物 Tb@Zn-MOF 应用到传感中，将 $Cu^{2+}$ 作为 Asp 响应位点，共价修饰植入该配合物的框架中得到 Cu/Tb@Zn-MOF。当 $Cu^{2+}$ 引入复合物 Tb@Zn-MOF 的骨架中后，会显著抑制配体到金属离子的能量转移（LMET），从而使得配合物发生猝灭现象，达到荧光"关闭"的效果。此外，当 Asp 进入复合物 Cu/Tb@Zn-MOF 孔道中后，会与孔道内壁上固定的 $Cu^{2+}$ 产生弱作用，从而削弱复合物 Cu/Tb@Zn-MOF 的猝灭效应，表现为荧光"开启"的信号响应。更重要的是，我们将上述利用 MOFs 材料检测识别 Asp 进而触发荧光信号变化的体系构筑了 IMPLICATION 型逻辑门和模糊隶属度函数。

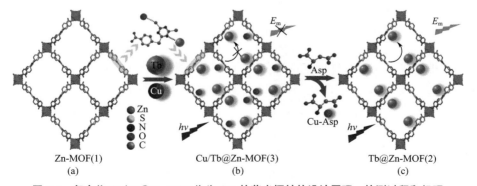

图 5-1　复合物 Cu/Tb@Zn-MOF 作为 Asp 的荧光探针的设计原理、检测过程和机理

### 5.1.2 Cu/Tb@Zn-MOFs 的结构表征

通过混合 Zn（NO₃）₂·6H₂O 和多羧基配体 4,4',4"-[（1,3,5-三嗪-2,4,6-三基）三（磺胺二基）]三苯甲酸在溶剂热条件下得到黄色棒状晶体。通过粉末 X 射线衍射（PXRD）图谱对比，所得配合物与其单晶结构模拟谱峰型一致，证明我们成功合成了纯相的配合物 Zn-MOFs（图 5-2）。根据单晶数据解析及绘图可知，在配合物 Zn-MOFs 的框架内含有大量未配位的游离路易斯碱性位点 N 和 S，使得该配合物可通过上述位点与 Tb³⁺ 和 Cu²⁺ 发生配位作用进而达到调控其荧光的目的。

基于配合物 Zn-MOFs 复杂的孔道环境，将 10 mg 配合物晶体研磨并浸泡在溶度为 10 mL 0.01 mol/L TbCl₃·6H₂O 水溶液 2 h，充分反应后，将 Tb³⁺ 离子封装进该配合物孔道中合成复合物 Tb@Zn-MOF，多次离心水洗所得白色粉末在 60℃ 下真空干燥。将上述所得混掺杂复合物 Tb@Zn-MOF 分散在 10 mL 浓度为 10⁻⁴ mol/L CuCl₂·2H₂O 水溶液中，并在室温下搅拌 2 h 充分反应，紧接着利用离心分离产物并多次水洗，60℃真空下干燥得到复合物 Cu/Tb@Zn-MOF。

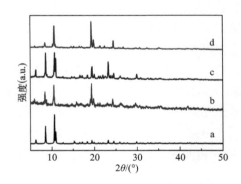

**图 5-2**　（a）配合物 Zn-MOF 模拟谱；（b）配合物 Zn-MOF；
（c）复合物 Tb@Zn-MOF；（d）复合物 Cu/Tb@Zn-MOF

为进一步确定后修饰的 Tb³⁺ 和 Cu²⁺ 进入孔道中并与孔道中路易斯碱性位点发生作用，接下来进行了 X 射线光电子能谱（XPS）分析。在 XPS 全谱图中，复合物 Tb@Zn-MOF 和 Cu/Tb@Zn-MOF 分别在 1243.46 和 934.5 eV 出现新的峰（图 5-3），表明在该混掺杂复合物中存在 Tb 和 Cu 元素。除此之外可以发现，当 Tb³⁺ 进入配合物 Zn-MOFs 的孔道后，复合物 Tb@Zn-MOF 处的 $N_{1s}$ 峰移到 399.6 eV 处，这可能是由于配合物中联吡啶基部分的 N 原子与 Tb³⁺ 之间的弱配位作用导致[32]。此外，如图 5-3 所示，复合物 Cu/Tb@Zn-MOF 中 $S_{2p}$ 峰，与复合物 Tb@Zn-MOF（165.09 eV）相比展示出更高的结合能（165.39 eV），可归因于配体上提供的 S 位点与 $Cu^{2+}$ 之间的弱相互作用。

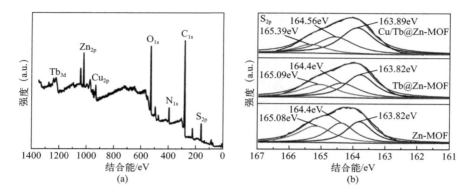

图 5-3　（a）复合物 Cu/Tb@Zn-MOF 的 XPS 全谱图；（b）配合物 Zn-MOF、
复合物 $Tb^{3+}$@Zn-MOF 和 Cu/Tb@Zn-MOF 的 $S_{2p}$ 谱图

## 5.1.3　Cu/Tb@Zn-MOFs 的荧光性质及氨基酸识别性能

通过荧光分光光度计探究了复合物 Cu/Tb@Zn-MOF 在悬浮液状态下的荧光光谱，并在同一实验条件下与复合物 Tb@Zn-MOF 的荧光光谱图相对比，呈现在图 5-4 中。在相同的实验条件下，当激发波长为 329 nm 时，相较于复合物 Tb@Zn-MOF，复合物 Cu/Tb@Zn-MOF 中 $^5D_4$-$^7F_5$ 跃迁的特征荧光峰（544 nm）强度由于 $Cu^{2+}$ 的存在受到明显抑制，相应的光学照片如插图所示。

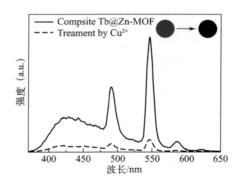

图 5-4　复合物 Tb@Zn-MOF 和经过 Cu（$NO_3$）$_2$ 处理后的荧光光谱图；
对应紫外灯照射下荧光变化如插图所示

基于复合物 Tb@Zn-MOF 对溶液中的 $Cu^{2+}$ 的荧光依赖性质，我们进一步测试了该复合物对其他金属阳离子溶液的荧光信号响应。为了能在生物体内应用，我们利用 pH = 7 的 0.02 mol/L HEPES 水溶液来制作活细胞缓冲溶液[33]，并将复合物 Tb@Zn-MOF 研磨并分散于缓冲溶液中，通过超声处理形成悬浮液，同时将各种浓度为 $10^{-3}$ mol/L 阳离子硝酸盐溶液 $XNO_3$（X = $Cd^{2+}$、$Hg^{2+}$、$Ni^{2+}$、$Pb^{2+}$、$Cr^{3+}$、$Cu^{2+}$、$Ca^{2+}$、$Mg^{2+}$、$Fe^{2+}$、$Zn^{2+}$、$Co^{2+}$）加入上述悬浮液中，研究其荧光变化。如图 5-5 所述，在添加 $Cu^{2+}$ 溶液后，悬浮液的荧光强度显著降低。相反，在相同的实验条件下，其他金属离子对发光强度无较大影响。

此外，铜离子作为一种人体必需的微量元素同样也是一把双刃剑，这意味着生物体内 $Cu^{2+}$ 离子含量过高或过低都会对生物体造成伤害[34, 35]。因此，定性定量检测人体内 $Cu^{2+}$ 含量极为迫切。基于此，将 $Cu^{2+}$ 溶液缓慢滴入具有复合物 Tb@Zn-MOF 的细胞缓冲悬浮液中，充分反应后，即刻检测其荧光变化趋势。

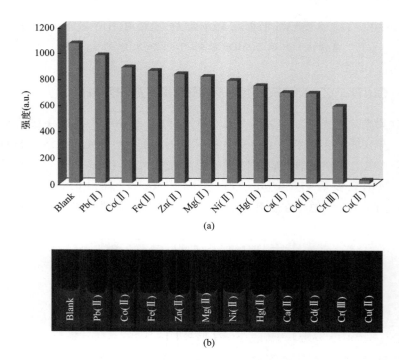

**图 5-5** （a）对比复合物 **Tb@Zn-MOF** 的悬浮液中加入不同金属阳离子溶液后的荧光强度；（b）在紫外灯照射下复合物悬浮液在不同的金属离子溶液中的照片

如图 5-6 所示，复合物 Tb@Zn-MOF 在 $^5D_4$-$^7F_5$ 跃迁（545 nm）的特征荧光峰强度随着 $Cu^{2+}$ 浓度从 $10^{-6}$ mol/L 到 $10^{-4}$ mol/L 增加而明显淬灭。荧光强度的淬灭效应在 $1 \times 10^{-6}$ mol/L，当 $Cu^{2+}$ 的混合溶液浓度达到 $1 \times 10^{-3}$ mol/L 时，该复合物荧光完全消失。当 $Cu^{2+}$ 溶度较低时，复合物荧光强度与 $Cu^{2+}$ 浓度

之间线性相关系数（$R$）为 0.99309，根据 Stern-Volmer 方程：$I_0/I = 1 + K_{sv}[M]$[36]（$I_0$ 和 $I$ 分别对应于水溶液中未加入 $Cu^{2+}$ 和加入 $Cu^{2+}$ 后的复合物荧光强度，$K_{sv}$ 为复合物对 $Cu^{2+}$ 的猝灭常数，$[M]$ 为 $Cu(NO_3)_2$ 溶液的实验浓度值）计算可得该复合物对于 $Cu^{2+}$ 的猝灭常数为 $K_{sv} = 1.35 \times 10^4$ L/mol。综上分析，复合物 Tb@Zn-MOF 可作为优异的荧光探针用于高灵敏度选择性检测生理环境中的 $Cu^{2+}$。

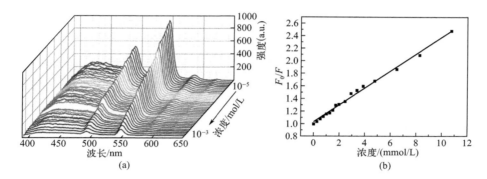

图 5-6　（a）在不同浓度的 $Cu^{2+}$ 溶液下，复合物 Tb@Zn-MOF 的荧光光谱图；
（b）荧光强度与 $Cu^{2+}$ 浓度之间的线性关系

基于后修饰 $Cu^{2+}$ 对复合物 Tb@Zn-MOF 发光信号的明显猝灭现象，我们进行了以下一系列分析。在紫外吸收光谱图图 5-7 中我们可以看出，复合物 Tb@Zn-MOF 的激发和发射峰与 $Cu^{2+}$ 的 UV-vis 吸收峰并不重叠，且复合物 Tb@Zn-MOF 的荧光寿命在经过 $Cu^{2+}$ 处理后明显缩短（图 5-8），故此可证明该复合物与 $Cu^{2+}$ 之间发生的荧光信号变化属于动态猝灭过程，两者之间存在相互作用关系。综合之前 XPS 分析可知，上述荧光信号变化现象应源于复合物 Tb@

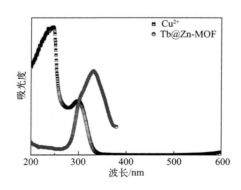

图 5-7　复合物 Tb@Zn-MOF 的激发光谱图和 $Cu^{2+}$ 的紫外吸收光谱图

Zn-MOF 孔道中的 S 原子位点与 Cu$^{2+}$ 之间发生弱相互作用，进而显著地抑制了配体向 Tb$^{3+}$ 有效的能量转移，最终导致在紫外灯照射下肉眼观察不到复合物 Cu/Tb@Zn-MOF 的荧光。

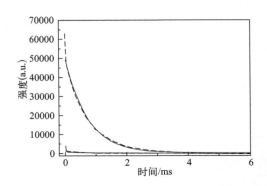

图 5-8　复合物 Tb@Zn-MOF 经过 Cu$^{2+}$ 处理后的荧光寿命变化

　　根据文献报道，发现小尺寸的氨基酸，尤其是带有负电荷的氨基酸分子，例如天门冬氨酸较容易与 Cu$^{2+}$ 结合。在此基础上，研究开发了基于复合物 Cu/Tb @Zn-MOF 的特定氨基酸荧光探针。将复合物 Cu/Tb@Zn-MOF 的样品分散在水溶液中并超声处理 10 min 形成均匀的悬浮液。

　　与此同时，将一系列浓度为 0.01 mol/L 氨基酸：丙氨酸（Ala）、精氨酸（Arg）、天冬氨酸（Asp）、谷氨酸（Glu）、甘氨酸（Gly）、组氨酸（His）、高丝氨酸（Hse）、亮氨酸（Leu）、赖氨酸（Lys）、甲硫氨酸（Met）、脯氨酸（Pro）、丝氨酸（Ser）、苏氨酸（Thr）、色氨酸（Trp）、缬氨酸（Val）溶液缓慢滴入上述复合物悬浮液中。超声处理 1 min 后，即刻通过荧光测试仪监测所得悬浮液。正如我们所预料的那样，与其他氨基酸相比，悬浮液中加入天冬氨酸溶液后表现出明显的荧光增强现象。图 5-9 清楚地表明，当加入天冬氨酸溶液后，复合物悬浮液在 546 nm 处荧光特征峰强度显著增加约 17 倍，这表明复合物 Cu/Tb@Zn-MOF 对于天冬氨酸具有荧光"开启"的识别效果并展示出较高的选择性。

　　同时，基于复合物 Cu/Tb@Zn-MOF 对天冬氨酸荧光增强型的检测体系，我们构筑了一个简单的逻辑门算法。就输出信号而言，将复合物 Cu/Tb@Zn-MOF 在 $I_{546}$ 峰位置的相对强度 0.2 定义为阈值，当复合物相对荧光强度大于 0.2 时输出信号为"1"反之则为"0"。对于输入信号，用"1"和"0"的两种不同的信号分别表示两种化学物质 Asp 和 Cu$^{2+}$ 在上述传感体系中的存在与否。接下来，通过在检测体系中输入组合后的四种不同信号：（0，0），（1，0），（0，1）和（1，1），得到复合物 Cu/Tb@Zn-MOF 不同的荧光特征变化（图 5-10）。

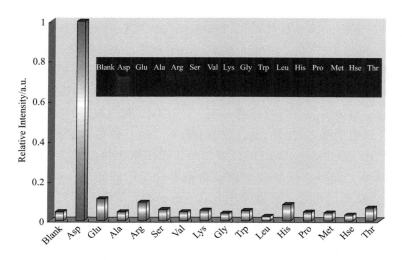

图 5-9　将复合物 Tb@Zn-MOF 放置在不同的氨基酸溶液中在 329 nm
激发下测试其荧光强度变化；插图是在 365 nm 紫外灯照射下响应的光学照片

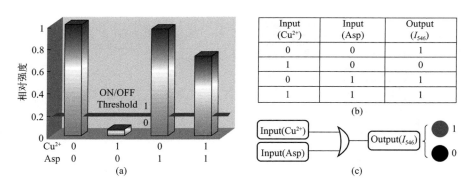

图 5-10　IMPLICATION 逻辑门的建模结构：（a）在存在不同输入的情况下，相对强度
（$I_{546}$）由三维柱状图表示，阈值为 0.2 输出 1 或 0；（b）逻辑门的相应真值表，其中 $Cu^{2+}$
和 Asp 为输入信号；相对强度 $I_{546}$ 是由系统中复合物 Cu/Tb@Zn-MOF 提供的；
（c）基于复合物 Cu/Tb@Zn-MOF 的逻辑门的示意图

　　在上述两种化学物质都没有输入的情况下即输入信号为（0，0），复合物
Cu/Tb@Zn-MOF 的荧光强度保持不变，可得到输出信号"1"。当该体系中存在
上述两种化学物质的任意一种时，即输入信号为（0，1）或（1，0），可得到不
同的输出信号。输入信号（0，1）即体系中存在 Asp 而不存在 $Cu^{2+}$ 时，复合物
Cu/Tb@Zn-MOF 的相对荧光强度与原始样品相比少许减弱但仍维持在阈值以
上，此时输出信号为"1"。当（1，0）信号输入时，复合物 Cu/Tb@Zn-MOF 由

于体系中 $Cu^{2+}$ 离子的存在使得其荧光强度大大降低，导致其低于阈值，输出信号变为"0"。此外，当上述体系中同时输入 Asp 和 $Cu^{2+}$ 两种物质即输入信号为（1，1），复合物 Cu/Tb@Zn-MOF 在 $I_{546}$ 的相对荧光强度会高于阈值水平，从而得到输出信号"1"。因此，利用 $Cu^{2+}$ 和 Asp 作为两个输入信号来监测传感体系中配合物相对荧光强度从"0"到"1"的变化，意味着上述体系可以构建 IMPLICATION 型逻辑门。同时，图 5-10（a）、（b）和（c）给出了归一化荧光强度的等效三维直方图，对应的组合逻辑电路和二对一解码器逻辑门的真值表。

通过使用上述 IMPLICATION 逻辑门，我们将化学信号响应与之连接用于开发逻辑运算。同时逻辑门具有操纵精确客观知识的特点，即分辨真（1）伪（0）。但是，逻辑门在信息存储中并不总是精确的，特别是当输入与输出之间存在非线性（S形）响应时，其会出现一定程度上的不确定性和不精确性问题。因此，有必要采用基于模糊逻辑的计算来处理一些不确定信息。模糊逻辑由 LotfiZadeh 在 1965 年基于他的模糊集的数学理论而引入，指的是变量 $x$ 的模糊集合 $F$ 可以用隶属函数 $\mu_F(x)$ 来表征。对于给定的函数，隶属度对应于其从 0 到 1 （$\mu_F(x) \rightarrow [0, 1]$）的概率[37]。

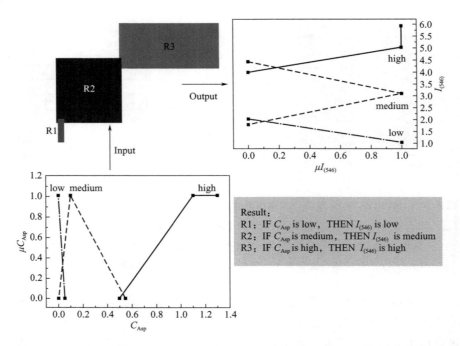

图 5-11　基于模糊推理规则将输入 $C_{Asp}$ 映射到输出 $I(I_{546})$ 的模糊关系方案；
$I(I_{546})$ 的模糊变量被分解为三个模糊集：（1）低（$[0.001, 2]$）；
（2）中（$[1.5, 3, 4.5]$）；（3）高 $[4, 6]$

基于此，将复合物 Cu/Tb$^{3+}$@Zn-MOF 在特定波长下的天冬氨酸浓度 $C_{Asp}$ 和复合物在 546 nm 处的相对荧光 $I_{546}$ 作为变量。如图 5-11 所示，$C_{Asp}$ 作为输入变量可分为"低"、"中"、"高"三种，分别对应与天冬氨酸的浓度值为 [0.001，0.1]、[0.05，0.1，0.6] 和 [0.5，1.3]。将三种变量输入后，在"低"的模糊集合中，$\mu_I$（$I_{546}$）由不对称曲线 [0.001，2] 定义，输出为"低"；在"中"的模糊集合中，$\mu_I$（$I_{546}$）由三角形曲线 [1.5，3，4.5] 定义，输出为"中"；在"高"的模糊集合中，$\mu_I$（$I_{546}$）由非对称多项式曲线 [4，6] 定义，输出为"高"。上述推理规则可以简化为（R1）：当天冬氨酸浓度为低时输出信号（$I_{546}$）强度为低；当天冬氨酸浓度为"中"时输出信号（$I_{546}$）强度为中；当天冬氨酸浓度为"高"时输出信号（$I_{546}$）强度为高。根据上述模糊运算，可以用上述推理来解释离子浓度与荧光信号之间的非线性关系。

作为一种优秀的化学传感器除了具有高选择性，响应速度和灵敏度高低也是衡量其性能的关键因素。首先我们进行了时间响应实验。如图 5-12 所示，在复合物 Cu/Tb@Zn-MOF 的悬浮液中引入 Asp 之后，即时测试其荧光强度变化。通过荧光光谱得知，该复合物的荧光在 10 s 内瞬间增强且随着时间的推移其荧光强度再无明显变化，表明上述检测过程可在瞬时内完成，同时证明复合物 Cu/Tb@Zn-MOF 具有极快的响应速度。

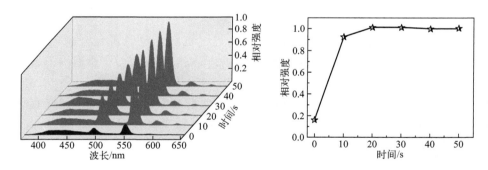

**图 5-12　复合物 Cu/Tb@Zn-MOF 经 Asp 处理时间响应图**

此外，根据传感过程中复合物 Cu/Tb@Zn-MOF 荧光强度依赖于浓度的变化而变化，我们探究了该荧光探针对于溶液中 Asp 的检测限。图 5-13（a）中，随着 Asp 浓度的增加，复合物在 546 nm 处荧光发射峰强度逐渐增强。如图 5-13（b）所示，复合物 Cu/Tb@Zn-MOF 的相对荧光强度（$I/I_0$）和天冬氨酸浓度之间呈现良好的线性关系，线性相关系数 $R$ 为 0.98407，通过荧光变化常数量化计算方程 Stern-Volmer（S-V）：$I_0/I = 1 + K_{SV}[M]$（$I_0$ 为复合物 Cu/Tb@Zn-MOF 的初始荧光强度，$I$ 为经过天冬氨酸处理过的复合物荧光强度，$K_{SV}$ 为天冬氨酸的荧光增强常数，[$M$] 为天冬氨酸的实验测试浓度）进行拟合得到相关函数关系 $I/I_0 = 1.32672 + 0.53083$ [Asp]。基于 $3\sigma$IUPAC 标准方程[38]可知，检测限（LOD）$= 3d/S$，其中 $d$ 是重复检测空白溶液的标准偏差，$S$ 是校准曲线的斜率，复合物 Cu/Tb@Zn-MOF 对于溶液中天冬氨酸的检测限为 4.132 $\mu$mol/L（0.54 mg/L）。综上所述，高选择性、低检测限和瞬时响应速度等性质使得荧光增强型探针复合物 Cu/Tb@Zn-MOF 具有比先前报道的各种荧光传感器材料更优异的性能[28, 39, 40]。

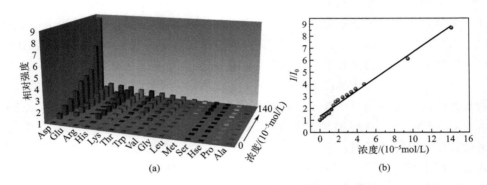

图 5-13　（a）复合物 Cu/Tb@Zn-MOF 经过不同浓度的不同氨基酸处理后荧光强度图　（b）复合物 Cu/Tb@Zn-MOF 荧光强度与 Asp 浓度线性关系图

为了更快速便捷的即时检测溶液中的天冬氨酸，我们将复合物 Cu/Tb@Zn-MOF 的悬浮液均匀地涂抹在已裁剪好的滤纸条上并在真空干燥器中干燥制备荧光测试试纸。进一步将该试纸浸泡在不同浓度（0、$50 \times 10^{-5}$、$100 \times 10^{-5}$、$150 \times 10^{-5}$、$200 \times 10^{-5}$ mol/L）的天冬氨酸水溶液中 30 min，随后置于真空干燥器中干燥。如图 5-14（见彩插）所示，在 365 nm 紫外线照射下，随着 Asp 溶液浓度的增加，测试试纸的荧光颜色从暗变为绿色。

为了探索复合物 Cu/Tb@Zn-MOF 对 Asp 显著的检测性能，我们进一步研究了上述传感过程的荧光信号增强的机制。图 5-15 显示复合物 Cu/Tb@Zn-MOF 经 Asp 溶液处理前后的 PXRD 图与模拟谱依旧保持不变，这表明在传感过程中该配合物的框架结构仍然保持完好。

此外，在浸入 $10^{-3}$ mol/L 天冬氨酸水溶液后，复合物 Cu/Tb@Zn-MOF 的荧光寿命从 0.04 ms 延长至 0.5 ms（图 5-16），表明上述传感过程中荧光增强现象是由于动态效应引起的[41, 42]。

如方案 1 所示，复合物 Cu/Tb@Zn-MOF 中 $Cu^{2+}$ 和 S 位点之间产生弱配位作用，从而降低了配体向 $Tb^{3+}$ 的能量传递，进而导致了该复合物的荧光发生猝灭。此外，天冬氨酸属于酸性氨基酸，因其侧链基团 $CH_2COO$— 的存在，使其

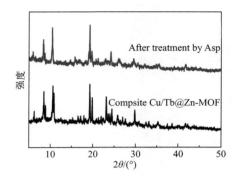

图 5-15　复合物 Cu/Tb@Zn-MOF 在经过 Asp 处理前后的 PXRD 谱图

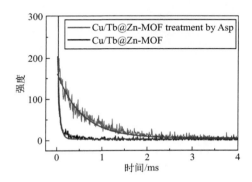

图 5-16　复合物 Cu/Tb@Zn-MOF 经 Asp 处理前后的荧光寿命变化图

在生理 pH = 7.4 环境下带有负电荷。除此以外，酸性氨基酸还有侧链基团为 $CH_2CH_2COO^-$ 的谷氨酸，同样的，该氨基酸在生理环境中也呈现负电荷。但相较而言，其尺寸与天冬氨酸相比较大（图 5-17），在选择性传感过程中，因配合物孔道尺寸的限制，在带负电荷的极性氨基酸中只有天冬氨酸可进入其孔道中，故此展示出优异的选择性。

此外，$Cu^{2+}$ 容易与带有负电荷的天冬氨酸相互作用，这意味着该复合物孔道中后修饰反应位点（$Cu^{2+}$）除了可以调节复合物 Tb@Zn-MOF 的荧光，还可作为检测 Asp 时的响应位点。为了验证上述推断，通过 XPS 测试了复合物 Cu/Tb@Zn-MOF 与经过天冬氨酸溶液处理前后的复合物中 $Cu_{2p}$ 元素的结合能。如图 5-18 所示，复合物在 953.83 eV 处的 $Cu_{2p}$ 元素特征峰蓝移至 953.03 eV，由此可以证明，该后修饰 $Cu^{2+}$ 在复合物 Cu/Tb@Zn-MOF 的孔道中作为反应位点与天冬氨酸结合，而这种弱配位作用减弱了 $Cu^{2+}$ 对配体到金属的能量传递的影响，从而使得复合物 Cu/Tb@Zn-MOF 荧光恢复，进而达到特异性检测的目的。

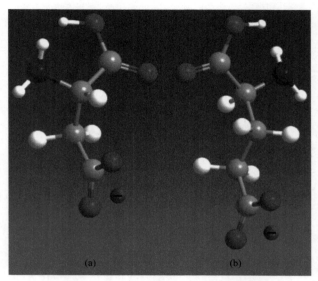

图 5-17 （a）天冬氨酸与（b）谷氨酸

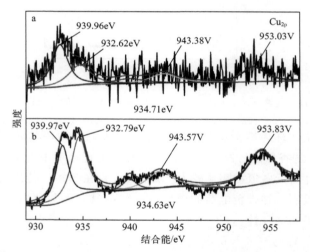

图 5-18 复合物 Cu/Tb@Zn-MOF 经 Asp 处理前（a）后（b）的 Cu 元素 XPS 局部放大图

## 5.2 片层状 Zn-MOFs 基叶酸荧光探针

### 5.2.1 Zn-MOFs 的制备

金属和有机配体近乎无穷的组装多样性使得 MOFs 在结构多样性上的发展

越来越快，可调控的化学和物理性质使 MOFs 的应用潜力也越来越大[43-47]。MOFs 具有纳米孔洞结构和高的孔隙度、大的内比表面积等特点，由于金属和有机配体具有无限多的选择性，MOFs 还具有拓扑结构多样、孔道可调的特点，在能源存储与转化、手性分离与催化、分子磁体、光电材料、分子识别等领域具有广阔的应用前景。此外客体分子可以影响荧光 MOFs 的荧光特性使得荧光 MOFs 成为了化学传感器的有效候选者[48-50]。然而 MOFs 的大块状结构限制了客体分子与 MOFs 的有效接触，因此大大降低了 MOFs 的识别能力。基于以上讨论，我们在表面活性剂的预撑作用下成功地得到了片层状 Zn-MOF。与块状材料相比，得到的片层状 Zn-MOF 具有强烈的荧光和叶酸响应性，可用于定量检测叶酸。

　　块状 Zn-MOF 的合成：$0.262$ g Zn（$NO_3$）$_2$·$6H_2O$、$0.166$ g 对苯二甲酸（$H_2BDC$）分散于 $10$ mL $N$，$N$-二甲基甲酰胺（DMF）中，分散均匀后转入 $25$ mL 高压釜中 $105℃$ 反应 $24$ h。自然冷却至室温后收集产物 Zn-MOF，干燥。

　　片层状 Zn-MOF 的合成：$0.262$ g Zn（$NO_3$）$_2$.$6H_2O$、$0.2$ g 聚乙烯吡咯烷酮、$0.166$ g 对苯二甲酸分散于 $10$ mL DMF 中，分散均匀后转入 $25$ mL 高压釜中 $105℃$ 反应 $24$ h。自然冷却至室温后收集产物 Zn-MOF，干燥。

　　片层状 Zn-MOF 对于叶酸（FA）的响应：将 $20$ mg 研磨均匀的片层 Zn-MOF 粉末加入比色皿中，加入 $3$ mL 水溶液。在所得的悬浮液中加入不同浓度的 FA 溶液，将所有比色皿进行超声处理 $20$ min，而后在搅拌均匀的情况下进行荧光测试。

## 5.2.2　Zn-MOFs 的结构表征

　　利用扫描电镜观察了 Zn-MOF 在剥层前后的形貌，如图 5-19 所示，从图中

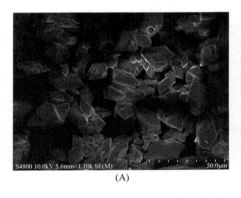
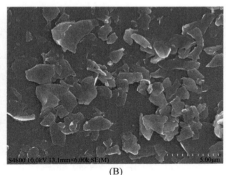

（A）　　　　　　　　　　　　　　　（B）

**图 5-19　块状 Zn-MOF 的扫描电镜图（A）和片层状 Zn-MOF 的扫描电镜图（B）**

可以看出，剥层前 Zn-MOF 呈现高度分散的块状，剥层后，正如我们所预料，Zn-MOF 呈现均一的片层状，为了验证剥层前后 Zn-MOF 的结构并未发生破坏，我们对剥层前后的 Zn-MOF 进行了 XRD 表征，结果如图 5-20 所示，合成的块状 Zn-MOF 的衍射峰很强且与模拟谱很好的吻合，同时合成的片层状 Zn-MOF（简称为片层 Zn-MOF）的主峰也与模拟谱很好的吻合，表明我们得到的片层 Zn-MOF 与块状 Zn-MOF 具有一样的晶形。此外片层 Zn-MOF 与块状 Zn-MOF 的红外光谱基本一致，如图 5-21 所示，表明表面活性剂已被完全移除，说明我们成功地得到了片层 Zn-MOF。

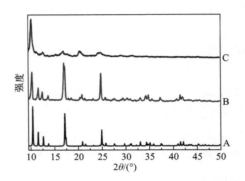

**图 5-20　Zn-MOF 的 PXRD 模拟谱（A）、合成的块状 Zn-MOF 的 XRD 谱（B）和合成的片层 Zn-MOF 的 XRD 谱（C）的 XRD**

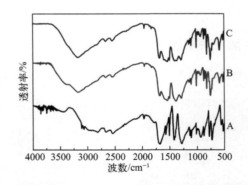

**图 5-21　H₂BDC 的红外光谱图（A）、合成的块状 Zn-MOF 的红外光谱图（B）和合成的片层 Zn-MOF 的红外光谱图（C）**

### 5.2.3　Zn-MOFs 荧光性质与叶酸识别性能

经荧光测试分析得知，配体 $H_2BDC$ 在 318 nm 激发下，在 340 nm 呈现出宽的发射峰。片层 Zn-MOF 在 320 nm 激发光激发下，在 420 nm 呈现出宽的发射峰，说明片层 Zn-MOF 的荧光主要来自于配体 H$_2$BDC，如图 5-22 和图 5-23 所示。而对于块状 Zn-MOF 在 320 nm 激发光激发下并未有荧光发射，可能是由于层间水分子导致了荧光猝灭。

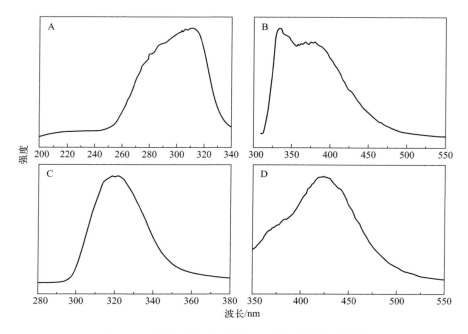

图 5-22    对苯二甲酸和片层 Zn-MOF 的荧光光谱图

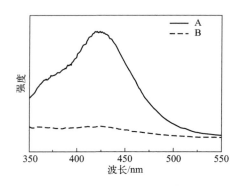

图 5-23    H$_2$BDC（A）和块状 Zn-MOF（B）的发射光谱图

为了测定片层 Zn-MOF 对 FA 的定量检测能力，采用了荧光滴定法对 FA 进行测试。随着浓度的不断增加，荧光猝灭效应也越来越强。如图 5-24（见彩插）和图 5-25 所示，片层 Zn-MOF 能检测很低浓度的 FA，并且在 $10^{-5} \sim 10^{-3}$ mol/L 之间呈现出了良好的线性关系。以上结果表明：片层 Zn-MOF 可以作为更方便快捷的化学传感器来检测叶酸。此外，识别 FA 后，片层 Zn-MOF 的 XRD 图谱（图 5-26）并未出现明显变化，说明在识别 FA 过程中，片层 Zn-MOF 的结构依然保持完整。为了扩大传感器的应用环境，对片层 Zn-MOF 进行了耐酸碱性测试，结果如图 5-27 所示，证明片层 Zn-MOF 在 pH 从 2 变到 10 的范围内均可以保持很强的荧光发射，具有较强的稳定性。

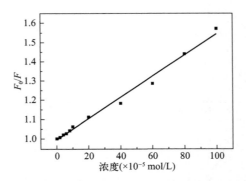

图 5-25　叶酸对片层 Zn-MOF 的荧光猝灭工作曲线图

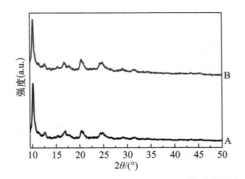

图 5-26　片层 Zn-MOF 的 XRD 谱图（A）和与 FA 作用后的片层 Zn-MOF 的 XRD 谱（B）

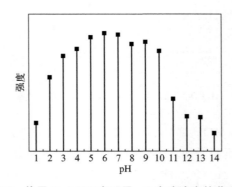

图 5-27　片层 Zn-MOF 在不同 pH 水溶液中的荧光强度

由于片层状 Zn-MOF 可以发射出蓝色荧光，所以可以通过在片层 Zn-MOF 上负载 Eu-MOF 和 Tb-MOF 的方式得到白光 MOF。如图 5-28（见彩插）所示，我们通过 1931 CIE 计算方法对 Eu-MOF/ Tb-MOF/Zn-MOF 在不同激发波长下的色坐标进行了计算并描绘了色坐标图。并在激发波长为 300 nm 时，实现为很接近白光的荧光发射，色坐标为（0.35，0.328）。

## 参考文献

[1] Barrett G C，Elmore D T. Amino Acids and Peptides［M］. Cambridge：Cambridge University Press，1998.

[2] Friedman M. Chemistry，Nutrition，and Microbiology of d-Amino Acids. Journal of Agricultural and Food Chemistry［J］，1999，47：3457-3479.

[3] Rekharsky M，Yamamura H，Kawai M，et al. Critical Difference in Chiral Recognition of N-Cbz-d/l-aspartic and glutamic Acids by Mono- and Bis（Trimethylammonio）-β-cyclodextrins. Journal of the American Chemical Society［J］，2001，123：5360-5361.

[4] Weng H，Yan B. A sliver ion fabricated lanthanide complex as a luminescent sensor for aspartic acid. Sensors and Actuators B：Chemical［J］，2017，253：1006-1011.

[5] Johnson J L. Aspartic acid as a precursor for glutamic acid and glycine. Brain Research［J］，1974，67：358-362.

[6] Wang J，Golden T，Peng T. Poly（4-vinylpyridine）-coated glassy carbon flow detectors. Analytical Chemistry［J］，1987，59：740-744.

[7] Mayadunne R，Nguyen T T，Marriott P J. Amino acid analysis by using comprehensive two-dimensional gas chromatography. Analytical and Bioanalytical Chemistry［J］，2005，382：836-847.

[8] Liu L，Huang J，Hu X，et al. Simultaneous determination of ginsenoside（G-Re，G-Rg1，G-Rg2，G-F1，G-Rh1）and protopanaxatriol in human plasma and urine by LC-MS/MS and its application in a pharmacokinetics study of G-Re in volunteers. Journal of Chromatography B［J］，2011，879：2011-2017.

[9] Lian X，Yan B. Phosphonate MOFs Composite as Off-On Fluorescent Sensor for Detecting Purine Metabolite Uric Acid and Diagnosing Hyperuricuria. Inorganic Chemistry［J］，2017，56：6802-6808.

[10] Cui Y，Li B，He H，et al. Metal-Organic Frameworks as Platforms for Functional Materials. Accounts of Chemical Research［J］，2016，49：483-493.

[11] Farha O K，Hupp J T. Rational Design，Synthesis，Purification，and Activation of Metal-Organic Framework Materials. Accounts of Chemical Research［J］，2010，43：1166-1175.

[12] Zhou H C，Long J R，Yaghi O M. Introduction to Metal-Organic Frameworks. Chemical Reviews［J］，2012，112：673-674.

[13] Gu Z G，Li D J，Zheng C，et al. MOF-Templated Synthesis of Ultrasmall Photoluminescent Carbon-Nanodot Arrays for Optical Applications. Angewandte Chemie International Edition［J］，2017，56：6853-6858.

[14] Lustig W P，Mukherjee S，Rudd N D，et al. Metal-organic frameworks：functional luminescent and photonic materials for sensing applications. Chemical Society Reviews［J］，2017，46：3242-3245.

[15] White K A，Chengelis D A，Gogick K A，et al. Near-Infrared Luminescent Lanthanide MOF Barcodes. Journal of the American Chemical Society［J］，2009，131：18069-18071.

[16] Cho W，Lee H J，Choi G，et al. Dual Changes in Conformation and Optical Properties of Fluoro-

phores within a Metal-Organic Framework during Framework Construction and Associated Sensing Event. Journal of the American Chemical Society [J], 2014, 136: 12201-12204.

[17] Guo H, Wang D, Chen J, et al. Simple fabrication of flake-like $NH_2$-MIL-53 (Cr) and its application as an electrochemical sensor for the detection of $Pb^{2+}$. Chemical Engineering Journal [J], 2016 289: 479-485.

[18] Wu P, Liu Y, Liu Y, et al. Cadmium-Based Metal-Organic Framework as a Highly Selective and Sensitive Ratiometric Luminescent Sensor for Mercury (Ⅱ). Inorganic Chemistry [J], 2015, 54: 11046-11048.

[19] Chen B, Wang L, Zapata F, et al. A Luminescent Microporous Metal-Organic Framework for the Recognition and Sensing of Anions. Journal of the American Chemical Society [J], 2008, 130: 6718-6719.

[20] Karmakar A, Kumar N, Samanta P, et al. A Post-Synthetically Modified MOF for Selective and Sensitive Aqueous-Phase Detection of Highly Toxic Cyanide Ions. Chemistry [J], 2016, 22: 864-868.

[21] Xu H, Cao C S, Zhao B. A water-stable lanthanide-organic framework as a recyclable luminescent probe for detecting pollutant phosphorus anions. Chemical Communications (Camb) [J], 2015, 51: 10280-10283.

[22] Nagarkar S S, Joarder B, Chaudhari A K, et al. Highly Selective Detection of Nitro Explosives by a Luminescent Metal-Organic Framework. Angewandte Chemie International Edition [J], 2013, 52: 2881-2885.

[23] Wang B, Lv X L, Feng D, et al. Highly Stable Zr (Ⅳ)-Based Metal-Organic Frameworks for the Detection and Removal of Antibiotics and Organic Explosives in Water. Journal of the American Chemical Society [J], 2016, 138: 6204-6216.

[24] Chen B, Yang Y, Zapata F, et al. Luminescent Open Metal Sites within a Metal-Organic Framework for Sensing Small Molecules. Advanced materials [J], 2007, 19: 1693-1696.

[25] Hao J N, Yan B. Recyclable lanthanide-functionalized MOF hybrids to determine hippuric acid in urine as a biological index of toluene exposure. Chemical Communications (Camb) [J], 2015, 51: 14509-14512.

[26] Abdelhamid H N, Bermejo-Gómez A, Martín-Matute B, et al. A water-stable lanthanide metal-organic framework for fluorimetric detection of ferric ions and tryptophan. Microchimica Acta [J], 2017, 184: 3363-3371.

[27] Chandrasekhar P, Mukhopadhyay A, Savitha G, et al. Remarkably selective and enantiodifferentiating sensing of histidine by a fluorescent homochiral Zn-MOF based on pyrene-tetralactic acid. Chemical Science [J], 2016, 7: 3085-3091.

[28] Hao J N, Yan B. Recyclable lanthanide-functionalized MOF hybrids to determine hippuric acid in urine as a biological index of toluene exposure. Chemical Communications [J], 2015, 51: 14509-14512.

[29] Hao J N, Yan B. Simultaneous determination of indoor ammonia pollution and its biological metabolite in the human body with a recyclable nanocrystalline lanthanide-functionalized MOF. Nanoscale [J], 2016, 8: 2881-2886.

[30] Meyer L V, Schonfeld F, Muller-Buschbaum K. Lanthanide based tuning of luminescence in MOFs and dense frameworks - from mono- and multimetal systems to sensors and films. Chemical Communications [J], 2014, 50: 8093-8108.

[31] Ji G, Yang Z, Zhang H, et al. Hierarchically Mesoporous o-Hydroxyazobenzene Polymers: Synthesis and Their Applications in $CO_2$ Capture and Conversion. Angewandte Chemie [J], 2016, 55: 9685-9689.

[32] Yoon S, Miller E W, He Q, et al. A Bright and Specific Fluorescent Sensor for Mercury in Wa-

ter, Cells, and Tissue. Angewandte Chemie International Edition [J], 2007 46: 6658-6661.

[33] He X P, Deng Q, Cai L, et al. Fluorogenic Resveratrol-Confined Graphene Oxide For Economic and Rapid Detection Of Alzheimer's Disease. ACS Applied Materials & Interfaces [J], 2014, 6: 5379-5382.

[34] Perera V S, Liu H, Wang Z Q, et al. Cell-Permeable Au@ZnMoS$_4$ Core-Shell Nanoparticles: Toward a Novel Cellular Copper Detoxifying Drug for Wilson's Disease. Chemistry of Materials [J], 2013, 25: 4703-4709.

[35] Weng H, Yan B. A sliver ion fabricated lanthanide complex as a luminescent sensor for aspartic acid. Sensors and Actuators B: Chemical [J], 2017, 253: 1006-1011.

[36] Zhang Z, Wang L, Li G, et al. Lanthanide coordination polymer nanoparticles as a turn-on fluorescence sensing platform for simultaneous detection of histidine and cysteine. Analyst [J], 2017, 142: 1821-1826.

[37] He G, Peng H, Liu T, et al. A novel picric acid film sensor via combination of the surface enrichment effect of chitosan films and the aggregation-induced emission effect of siloles. Journal of Materials Chemistry [J], 2009, 19: 7347-7353.

[38] Ji G, Liu J, Gao X, et al. A luminescent lanthanide MOF for selectively and ultra-high sensitively detecting Pb$^{2+}$ ions in aqueous solution. Journal of Materials Chemistry A [J], 2017, 5: 10200-10205.

[39] Eddaoudi M, Moler D B, Yaghi O M, et al, Modular Chemistry: Secondary Building Units as a Basis for the Design of Highly Porous and Robust Metal-Organic Carboxylate Frameworks. Acc. Chem. Res. [J], 2001, 34 (4): 319-330.

[40] Chen L, Mowat J P, Fairen-Jimenez, D, et al, Elucidating the Breathing of the Metal-Organic Framework MIL-53 (Sc) with ab Initio Molecular Dynamics Simulations and in Situ X-ray Powder Diffraction Experiments. J. Am. Chem. Soc. [J], 2013, 135 (42): 15763-15773.

[41] Bernini M C, Fairen-Jimenez D, Pasinetti M, et al. Screening of bio-compatible metal-organic frameworks as potential drug carriers using Monte Carlo simulations. J. Mater. Chem. B. [J], 2014, 2: 766-774.

[42] Horcajada P, Serre C, Vallet-Regi M, et al. Metal-Organic Frameworks as Efficient Materials for Drug Delivery. Angew. Chem. Int. Ed. [J], 2006, 45 (36): 5974-5978.

[43] Chen L, Chen H, Luque R, et al. Metal-organic frameworkencapsulated Pd nanoparticles: towards advanced heterogeneous catalysts. Chem. Sci. [J], 2014, 5: 3708-3714.

[44] Tanabe K K, Ferrandon M S, Siladke N A, et al. Discovery of Highly Selective Alkyne Semihydrogenation Catalysts Based on First-Row Transition-Metallated Porous Organic Polymers. Angew. Chem. Int. Ed. [J], 2014, 53 (45): 12055-12058.

[45] Rowsell J L, Yaghi O M. Strategies for Hydrogen Storage in Metal-Organic Frameworks. Angew. Chem. Int. Ed. [J], 2005, 44 (30): 4670-4679.

[46] Yang S, Ramirez-Cuesta A J, Newby R, et al. Supramolecular binding and separation of hydrocarbons within a functionalized porous metal-organic framework. Nat. Chem. [J], 2015, 7: 121-129.

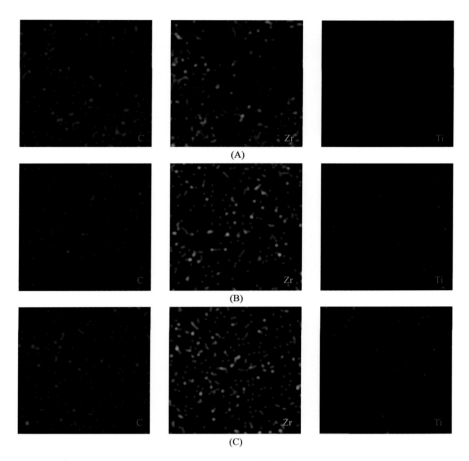

图 4-21　UiO-67 纳米颗粒（A）、UiO-67@TiO₂ 纳米核壳结构（B）和 DOX@UiO-67@TiO₂

纳米结构（C）的 SEM-EDX 元素分析面扫图

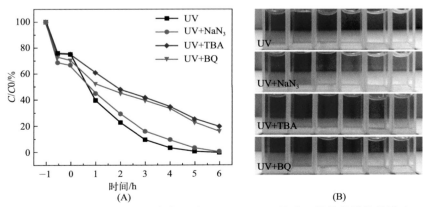

图 4-25　（A）不同自由基捕获剂对 UiO-67@TiO₂ 纳米颗粒催化性能的影响；

（B）不同自由基捕获剂对 UiO-67@TiO₂ 纳米颗粒催化 RhB 影响的光学照片

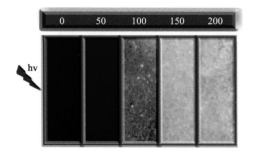

图 5-14 在紫外灯照射下复合物 Cu/Tb@Zn-MOF 的
测试试纸浸泡在不同溶度氨基酸下的光学照片

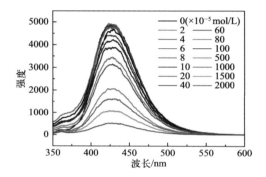

图 5-24 FA 水溶液对片层 Zn-MOF 的荧光猝灭图

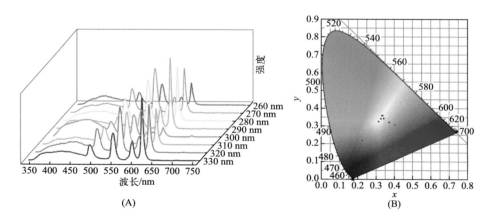

(A)

(B)

图 5-28 片层 Zn-MOF 在 260～330 nm（步幅 10 nm）激发波长下的
荧光光谱对应图（A）和 色坐标图（B）